中医典籍与文化十讲

刘　鹏·著

U0242456

东南大学出版社
SOUTHEAST UNIVERSITY PRESS
·南京·

图书在版编目(CIP)数据

中医典籍与文化十讲 / 刘鹏著. —南京：东南大学出版社，2020.12

ISBN 978-7-5641-9232-7

Ⅰ.①中… Ⅱ.①刘… Ⅲ.①中国医药学-文化-中医学院-教材 Ⅳ.①R2-05

中国版本图书馆 CIP 数据核字(2020)第 226747 号

中医典籍与文化十讲

著　　者	刘　鹏	
出版发行	东南大学出版社	
社　　址	南京市四牌楼 2 号(邮编:210096)	
出 版 人	江建中	
责任编辑	褚　蔚(Tel：025-83790586)	
经　　销	全国各地新华书店	
印　　刷	南京玉河印刷厂	
开　　本	880mm×1230mm　1/32	
印　　张	7.125	
字　　数	157 千字	
版　　次	2020 年 12 月第 1 版	
印　　次	2020 年 12 月第 1 次印刷	
书　　号	ISBN　978-7-5641-9232-7	
定　　价	38.00 元	

本社图书若有印装质量问题,请直接与营销部联系,电话:025-83791830

前言

　　中医学的形成发展，与中国传统文化休戚相关，谢观在其《中国医学源流论》中曾讲："自西周以前为萌芽之期，春秋战国为成熟之期，两汉之世为专门传授之期，魏晋至唐为蒐葺残缺之期，两宋至明为新说代兴之期，起自明末，盛于有清，为主张复古之期。此一切学术皆然，而医学亦莫能外也。"这番道理，虽然多数中医人并不陌生，但重技术、轻人文的实用主义倾向，在当今的高等中医院校教育中不乏存在，从而使中医学与中国传统文化的密切关联经常泛化为一种口号式的象征性表述。

　　在给中医院校的大学生和临床一线的中医医生讲授中国传统文化时，经常碰到的一个提问便是：中国传统文化对于中医临床有什么用？我回答：如果仅是功利性地学习一点传统文化，就想马上能直接提升中医临床水平，很抱歉，中国传统文化并没有这种功用。这个问题也涉及应该如何理解我们经常说的"用"究竟是什么。与自然科学技术的直接应用不同，传统文化的"无用之用"所表达的是一种更长远的人文素养的培养，及其对一个人潜移默化的视野拓展和"三观"改造。从这个角度而言,不同个体技术水平的层次分际,绝不仅仅是技术本身的掌握程度与应用能力,技术背后各自的人文知识储备与综合素养也是关键的影响因素。正因如此,我们可以看到,世界一流的自然科学领域专家,他们对科学技术和相关社会问题的人文反思往往也是深刻的、超越常人的。同样的道理,一流的医生,无论中医还是西医,一流的医疗技术背后通常都有对医学本质、科学技术瓶颈、医生职业定位、患者人文关怀等诸多远超技术本身的深刻反省。

如果意识到了上述问题,我们就很容易发现,传统中医学与中国传统文化的密切关联,造就了中医学拥有许多区别于现代医学的亮点,这也正是中医学作为"中国古代科学的瑰宝"之外,缘何成为"打开中华文明宝库的钥匙"的重要原因。例如,中医学秉承中国传统文化的天人视角,从宇宙时空的流变中关注生命的动态变化与疾病失序,而没有把疾病从生命个体中剥离出来作为技术干预的对象或模型,这种生命观时至今日依然是中西方身体观研究的焦点之一,医学哲学、历史学、社会学等领域皆有持续性关注。再如,中医学对天然药物的应用,融入了传统文化对药物自然属性的分类以及功效的认知,让西方学术界看到了"博物学"传统在医学领域的有效运用。如果在纯自然科学技术视角下,剥离了本草知识传统中的这些文化内涵,不仅无法全面理解传统中医学对本草药性的标识和功效的界定,并非基于现代药理学层面的化学成分考量,还破坏了传统理法方药体系原本的系统自洽性,最终会丧失中医学之所以成为中医学的传统性所在。但是,这种剥离中医传统的中药研究倾向,今天依然非常普遍。如果我们能多一些对中医学本草传统构建方式与历史过程的全面考察,能认识到本草乃至整个中医理论体系,需要在科学与人文的双重视野下进行审视,那么中药的现代化研究至少能更加有的放矢。科学的交给科学,人文的交给人文,这本应是研究开展之前的基础性预判分析。

如上所言,中医学的这些"亮点",或者说理论特质,都不是今天以中医院校教材为核心构建的中医理论"范式"中,诸如整体观念、辨证论治等表述所能囊括的。而且,中医教材基本上是一种纯技术层面的叙写,即使是《中医基础理论》教材,也是把阴阳五行学说等传统文化思想简单地剥离出来,名为"哲学基础",进行简单讲解。所以,本书所列的生命、疾病、养生和本草四个专题,表面上看起来似乎是现行中医教材体系皆有涉及,没有再列专题进行讲述的必要,但实际上都缺少在医学与文化双重视野下的深入解析。详言之,现行中医教材体系以脏腑学说为核心的对身体结构与功能的解读,无法囊括传统中医学对生命的复杂认知;以病因病机为核心的疾病解读,也无法呈现传统文化对于疾病的建构;以医学典籍为核心的养生诠释,简化甚至是忽略了诸如方技之学等曾经在古代影响深远的"显学";以功效为核心的中药学教材篇章架构与讲解重点,淡化了传统本草学理论建构的诸多文化因素。本书要弥补的正是现行中医教材体系的上述缺失,这也是本书的初衷和特色。

另外,现行中医教材体系之所以与传统中医学呈现出这么多差异,在很大程度上源于近代以来西学东渐日盛,近现代医家在汇通中西医学时,以西医学为框架对传统中医知识的筛选、重构与诠释。因此,若想更好地理解中医学的传统特质所在,就必须回归到中医古籍文本,而不是以现行中医理论"范式"为标准来想象中医传统。但是,现在中医院校普遍未曾开设有关中医古籍文献的入门课程,所以本书专列"典籍"专题进行介绍。

本书生命、疾病、养生、本草几个专题的许多内容,参考了我以往出版的几部个人学术专著以及发表的论文。"典籍"部分对于古籍版本的相关探讨,参考了张舜徽、黄永年、曹之等学者的著作和研究结论。考虑到非中医专业背景读者的阅读需要及喜好,以及本书作为高等院校公选课教材使用时,要面向各个专业和年级,因此内容编写以通俗简要为原则,意犹未尽者,可参阅我所列的上述著述。同时,为压缩篇幅和节约出版成本,书中所引常见的古籍史料,不再一一标注文献出处,仅将相关可参阅的今人著述标出,便于检阅。

《中医典籍与文化十讲》在全国中医院校应属首设,我衷心期盼以本书的出版为契机,可以促使中医院校诸位同仁能够进一步深入反思现行中医教育课程体系设计的缺失,以及中医教材知识体系的不足,开设更多的相关课程来弥补学生的知识短板。在强调医学生诊疗专业技术训练的同时,提升他们的综合人文素养,使他们能够以更加开阔的科学人文视野来审视中医知识体系的优劣所在与历史演进,以更加悲悯与宽广的胸怀来理解病人的身心痛楚和追问医学价值的终极所在。同时我深知,中医的长远发展,依赖有更多的民众全面了解中医、客观评价中医,进而使用中医、信仰中医,而且,我也看到越来越多的中医爱好者,尤其是许多知识型的中医爱好者,早已不满足于通过市面上五花八门、良莠不齐的中医科普读物或者中医专业教材来了解中医。因此,我更加希望这本书能够成为院校教材走出"象牙塔"的尝试,成为中医爱好者深入了解中医的一个精要读本,起到门径之用。

初衷虽好,但我本人能力有限,错漏肯定在所难免,尚望广大读者、同行专家和使用本书作为教材的师生多多批评,以期再版时有所更正和提高。

刘　鹏
2020 年 7 月于广州中医药大学基础医学院

目　录

典籍

南宋史崧在进献家藏《灵枢》所作序文中曰："夫为医者,在读医书耳,读而不能为医者有矣,未有不读而能为医者也。"学医必须读书,不熟读医书,不深谙医理,略记本草汤头便急于应病,乃为医之大忌,今时依然。正如清代医家吴鞠通《医医病书》所言,"今人不读古书,安于小就,得少便足,囿于见闻,爱简便,畏繁重,喜浅近,惧深奥,大病也。……甚至只读《药性赋》《汤头歌诀》,便欲行医"。中医古籍作为中医知识的基本载体,是理解中医传统、洞悉中医学术演进和了解中医文化的基本凭借。本书将其列为五个专题之首,重点介绍中医古籍版本的基本形制,阅读中医古籍的一般知识储备和常用方法,以及最低限度的中医古籍阅读书目。

第一讲
中医文献的载体与古籍版本形制

　　"文献"二字并用,见于《论语·八佾》:"子曰:夏礼吾能言之,杞不足徵也;殷礼吾能言之,宋不足徵也。文献不足故也。足,则吾能徵之矣。"南宋朱熹注曰:"文,典籍也。献,贤也。"文献即典籍与贤人之言论的集合。将"文献"二字用作书名,元代马端临为第一人,其《文献通考》中曰:"凡叙事,则本之经史而参之以历代会要,以及百家传记之书,信而有证者从之,乖异传疑者不录,所谓文也。凡论事,则先取当时臣僚之奏疏,次及近代诸儒之评论,以至名流之燕谈,稗官之记录,凡一话一言,可以订典故之得失,证史传之是非者,则采而录之,所谓献也。"

　　今天"文献"的内涵尽管被扩大到"记录有知识的一切载体",但一般习惯性的还是特指图书资料。所谓中医文献,顾名思义,主要是指记录中医知识的图书资料。

一、文献的载体

文献的载体，主要有甲骨、金石、竹木、缣帛、纸等，不同历史时期，受客观条件和技术所限，对文献载体材质的使用也不尽相同。中医文献，作为整个中国传统文献中的一部分，其文献载体自然亦如此。

甲骨

殷商时期所用，将文字刻于龟甲或牛等大型哺乳动物的肩胛骨上。甲骨文历史悠久，但其发现和研究则是清末近代之事，所以汉代许慎《说文解字》主要是以小篆为基础对汉字的阐释，因为在许慎生活的年代，甲骨文已掩埋于地下不得见。甲骨文的发现，一般常将王懿荣作为第一人，说他从购买的药材龙骨中发现了甲骨文，但此故事恐怕有杜撰的成分。近代甲骨文研究最有名的便是"四堂"，即罗振玉（号雪堂）、王国维（号观堂）、郭沫若（字鼎堂）、董作宾（字彦堂）。甲骨文中便已有许多对人体部位，尤其是外在形体官窍，以及疾病描述的文字，具体内容可参考《甲骨文化与中医学》（李良松、刘学春著，中国中医药出版社，2017 年）。

金石

以钟鼎等青铜器具和石刻为主。金文，殷商、周朝多见，亦称钟鼎文，上承甲骨文，下启秦代小篆，有名者如道光末年出土于陕西省宝鸡市岐山县的西周晚期毛公鼎铭文。鼎内壁铸有铭文,32 行,近 500 字,是现存青铜器铭文中最长的一篇,堪称西周青铜器中铭文之最。

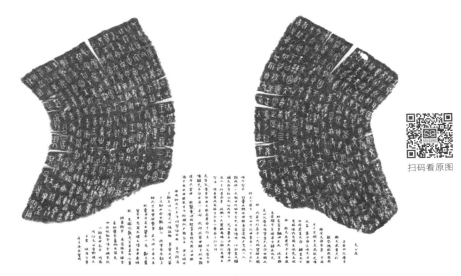

扫码看原图

图 1　毛公鼎铭文拓片

秦以后,石刻开始多见,南宋郑樵《通志·金石略》:"三代而上,惟勒鼎彝。秦人始大其制而用石鼓,始皇欲详其文而用丰碑。自秦迄今,惟用石刻。"石鼓文,因文字篆刻在鼓形石上而得名。石鼓共有十块,高约 90 厘米,直径约 60 厘米。石上刻大篆书记叙游猎的十首诗,故也称《猎碣》,是我国现存最早的一组石刻文字。石鼓的年代曾有西周、春秋战国、秦代、汉代、晋代、北魏、西魏、北周等数说,金石学家多认为系秦国遗物,又有秦文公、秦穆公、秦襄公、秦献公等说,确切年代不详。在唐初时发现于陕西天兴(今陕西凤翔)三畤原,此后朝代更迭,数经迁徙,文字磨灭残损甚多,其中一鼓已无字。

汉代有名者如熹平石经,始刻于东汉灵帝熹平四年(175),至东汉光和六年(183)刻成,由蔡邕等人把儒家《诗经》《尚书》《周易》《春秋》《公羊传》《仪礼》《论语》"七经",刻于46块石碑之上,其字体俱为隶书,故又称"一体石经"。石碑刻成后,立于洛阳太学门外,"于是后儒晚学,咸取正焉。及碑始立,其观视及摹写者,车乘日千余两,填塞街陌"(《后汉书·蔡邕传》),可谓是中国历史上最早的官定儒家经典刻石。而后,三国魏齐王曹芳正始年间,有用古文、小篆和汉隶三种字体写刻的《尚书》《春秋》《左传》,后世称之为"三体石经"。

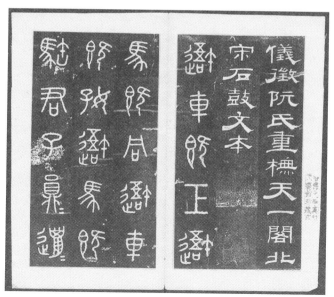

扫码看原图

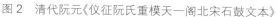

图2　清代阮元《仪征阮氏重模天一阁北宋石鼓文本》

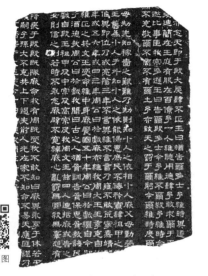

扫码看原图

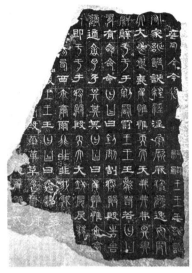

扫码看原图

图3　熹平石经拓片　　　　　　　　图4　三体石经拓片

竹木

用以写书的竹片，称为"简"或"策"；用以写书的木版，称为"方"或"牍"。两者常并称，如《礼记·中庸》："文武之政，布在方策。"真正意义上的书籍，便是以竹木为载体而书写的。文天祥有诗曰："留取丹心照汗青。""汗青"，即是以火烤竹去湿，而后再刮去竹青部分，名为"杀青"，以便于书写和防蛀。一枚枚竹简，用丝绳或皮带编缀连接在一起，便成为"册"。《史记·孔子世家》载："孔子晚而喜《易》，……读《易》，韦编三绝。"韦，便是经去毛加工制成的用以编简成册的柔皮。这也说明了孔子所处的时代,简册是常见的书籍形式。简册常见的有两道和三道的编联方式,也有四道和五道的,一般是先编联成册,然后再书写。简策的长度,在同一时期内是比较一致的,但在各个不同时期,则常不相同。记载的内容主题不同,长度也常因之而异。春秋战国时的简,最长的二尺四寸,其次一尺二寸,又次八寸。汉朝的简,最长的二尺,其次一尺五寸,又次一尺,最小的五寸。经典用最长的简书写,传记杂文用短简,国家法律则写在特长的三尺简上。每简的字无定数,最少的8字,多的有 30 余字,通常在22 字到 25 字之间。例如,1972 年山东省临沂市银雀山汉墓出土的竹简,有长 69 厘米的,约合汉尺三尺;有长 27.6厘米的,约合汉尺一尺二寸。每简字数不等,27.6 厘米长的一般书写 35 个字左右。《仪礼·聘礼》:"百名以上书于策,不及百名书于方。"

木牍主要是作为通信和书写短文,通常是一尺长,所以有"尺牍"之名。

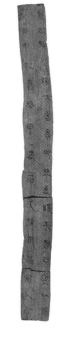

扫码看原图

图 5　龙岗木牍

1975 年云梦龙岗 6 号墓出土,秦朝,长36.5 厘米、宽 3.2 厘米,正反两面皆墨书秦隶,计 38 字,内容为纠正误判的法律文书。(信息来自湖北省博物馆)

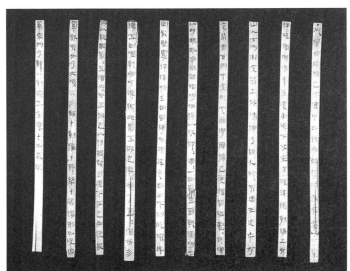

扫码看原图

图 6　马王堆出土的《合阴阳》

　　1973 年长沙马王堆三号汉墓出土的西汉竹简，长 23 厘米。《合阴阳》是现已发现最古的一种论述房中之法的专书，全篇用简 32 枚，内容专述两性生活和房中保健。出土时本无篇名，和竹简《十问》合卷在一起。帛书整理小组根据简首"凡将合阴阳之方"一语，便以"合阴阳"命名。（信息来自湖南省博物馆）

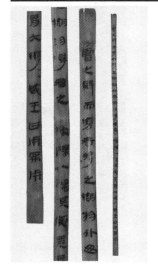

扫码看原图

图 7　银雀山《孙膑兵法》简
　　　（局部放大）

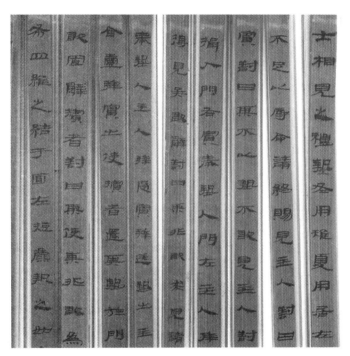

扫码看原图

图 8　甘肃武威磨嘴子汉墓出土的《仪礼》简

分木质和竹质两种，共 496 枚，为甲、乙、丙三种版本《仪礼》，共九篇。简长约
55－56 厘米和 51 厘米，相当汉制 2.4 尺和 2.1 尺，是古籍记载当时抄写儒家
经典的标准简长度。宽度约在 0.5－0.9 厘米间。甲、乙本四道编纶，丙本五
道。每简正面书字一行，甲本每简容 60 字左右，乙本每简百余字，丙本为竹
简，每简 20－60 余字不等。这是目前所见《仪礼》的最古写本，是汉代墨写隶
书的上品。（信息来自甘肃省博物馆）

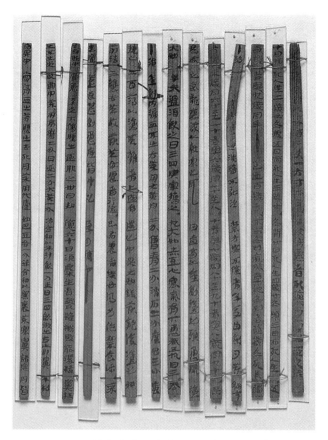

扫码看原图

图 9　甘肃武威旱滩坡出土的《治百病方》

　　出土的这批简牍，简长 23 – 23.4 厘米，宽 0.5 – 1 厘米，牍长 22.7 – 23.9 厘米，宽
1.5 – 3 厘米。共 92 枚，其中简 78 枚，牍 14 枚，松木削制。简文每简一行，牍则 2 – 3 行，也有
多达 6 行者。从简牍上遗留的痕迹看，简有三道编绳，先编而后书，78 枚简为一卷册。牍有
两道编绳，先书而后编，14 枚牍为一卷册。医药简保存完整和比较完整的医药方有 30 多个，
所列药物近 100 味，并详细记载了病名、病症、药物、剂量、制药方法、服药时间、用药方式以及
注意事项等，涉及临床医学、药物学、针灸学等学科。（信息来自甘肃省博物馆）

缣帛

即丝织品。《墨子》有云："书于竹帛，镂于金石。"帛书与简牍，曾并行于世。但与简牍相比，书写和流通无疑更为方便。缣帛卷成一束，称为一卷，与简策的一篇相当，所以，古人著录的很多古籍是篇、卷无分。正因为这个原因，廖育群认为《汉书·艺文志》载书之"篇"、"卷"计算相等，无"积篇为卷"之例，所以《黄帝内经》仅18卷，亦即18篇之分量，不可能容纳流传于今的《黄帝内经》162篇的内容，从而推断今本《黄帝内经》并非《汉书·艺文志》所著录者。（廖育群：《今本〈黄帝内经〉研究》，《自然科学史研究》1988年第7卷第4期）

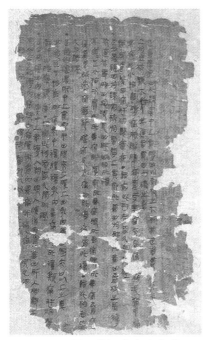

扫码看原图

1973年湖南省长沙市马王堆三号汉墓出土。现存最早的经脉学著作之一。（信息来自湖南省博物馆）

图 10　马王堆汉墓出土帛书
《足臂十一脉灸经》

纸

古籍用纸，种类繁多，不同时代、不同地域往往有所差别，因而成为古籍版本鉴定的重要依据之一。例如，以原料而言，有麻纸、树皮纸、竹纸、草纸等。以产地而言，有宣纸、开化纸、麻沙纸等。麻纸是以苎麻、大麻等为原料制成，纸面洁白，没有光泽，纸背粗糙，偶见未开麻团或草棍，质地坚韧，吸墨性能较强。麻纸有白黄两种，白麻纸较多，黄麻纸是由白麻纸以黄柏为染料染色而成。树皮纸是以楮树皮、藤树皮、桑树皮、青檀皮等为原料制成，韧性较好，绵纸、宣纸（产于安徽泾县一带，是白绵纸中的精品）、开化纸（产于浙江开化，亦名桃花纸）便属此类。竹纸是以毛竹、苦竹等为原料制成的，颜色稍黄，纸性稍脆，毛边纸（明末江西产，据传因明代著名的出版家、收藏家毛晋使用该纸刊印书籍而得名）、连四纸（亦名连史纸，产于江西铅山、福建连城等地，为何称"连四"，有多说，应是造纸手工抄造方法）、太史连纸（康雍乾时期，官方常用的一种竹纸，如雍正间铜活字本《古今图书集成》一部分即用此纸刊印）、万年红（明清时造于广东佛山一带，系用铅丹刷涂在竹纸上加工而成，色橘红，兼能防蛀，古籍封面后及封底前常有加装此纸者）等均属此。古籍用纸有较强的时代性，大致而言，唐代以前以麻纸为主，从宋到明代中期以树皮纸和竹纸为主，从晚明到清代以竹纸为主。

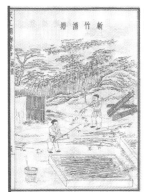
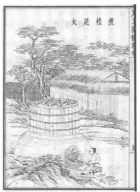
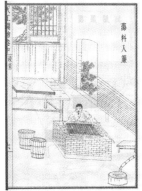
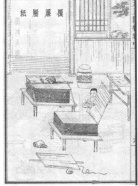
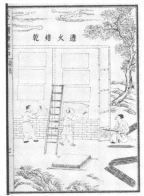

扫码看原图

图 11 《天工开物》所载造纸流程图

二、古籍版本形制

"版本"一词大约开始出现于五代时期,宋代所谓的"版本"专指雕版印刷的刻本,不包括写本在内。元明之后,"版本"二字的内涵不断扩大。可以说,古籍版本是以刻本为主体,同时也包括活字本、抄本、石印本等各种不同形式的本子。版本形制,主要是指古籍的外在形式,包括古籍的装订方式、古籍的结构等内容。

(一)古籍的装订形式

古籍的装订形式,常见的有卷轴装、旋风装、经折装、蝴蝶装、包背装和线装。

卷轴装又叫卷子装,盛行于汉魏六朝和隋唐五代时期,卷轴装由卷、轴、褾、带、签五个部分组成。卷,通常由若干张纸粘连而成,是整个卷轴的主要部分。轴,即卷子缠绕的短棒,材质有檀木、象牙、琉璃、玳瑁、珊瑚等。褾,也叫包头,是卷端另加粘接的厚纸或丝织品,有保护全卷的作用。带,是褾头用以捆扎卷子的丝带。签,是轴头所系标明书名、卷次等内容的牌子。

扫码看原图

图 12　卷轴装《医心方》

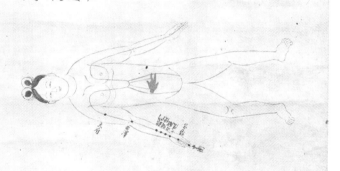

图13 《医心方》（东京国立博物馆藏）

　　旋风装，是由卷轴装向册页装转化的过渡形式。元代王恽《玉堂嘉话》中有云："吴彩鸾龙鳞楷《韵》（即《唐韵》）……鳞次相积，皆留纸缝。"一般据此认为旋风装的装订方法是以一长卷子作为底纸，首页单面书写，全幅裱于底纸右端。从第二页起，双面书写，将每页右侧底部无字的边缘部分鳞次相错地粘裱于前页下面右侧的底纸上。收藏时从右至左卷起，从外形看，仍然像卷轴装。但是黄永年先生认为，旋风装不等同于"龙鳞式"，而是把卷子一正一反地折叠成长方形的折子，前后连接起来包上一张书皮，把原来的一卷书改成了一册书，这样想要翻到哪里就可以翻到哪里，查找起来极其方便，即使从头到尾翻一遍也极其迅速，迅速得像旋风一样，于是给它起了个旋风叶的名称（黄永年：《古籍版本学》，南京：江苏教育出版社，2009 年，第 50－51 页）。可见，黄永年先生所认为的旋风装，实即唐以来比较多见的经折装而已。

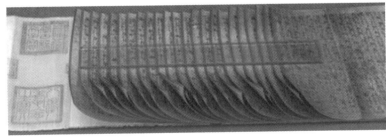

扫码看原图

图 14　旋风装《唐韵》

　　凡 24 页，首页单面书，余皆两面书，共 47 面，每面 35 行，自第 9 页"耕"起为 36 行，每行字数不等。朱栏，纵 25.5 厘米、横 47.8 厘米。卷首、末钤宋宣和及清乾隆帝诸玺。卷末有明宋濂跋。前隔水有"洪武三十一年四月初九日重装"及"裱褙匠曹观"字样。此书原为散页，宋宣和年间裱成手卷，后有所改异：以首页全幅粘裱于命纸右端，第二页接续首页尾，仅以右端纸边粘于命纸上，各页再依次以右纸边向左相错 1 厘米粘裱。此式卷起如手卷，展卷时书页鳞次相积，故称"龙鳞装"。因在收卷时各页鳞次朝一个方向旋转，宛若旋风，故又有"旋风装"之称。（信息来自故宫博物院）

经折装,是唐代后期产生的装订形式,将写好的长条卷子均匀地折叠成长方形折子,再在前后分别加上两块硬纸片,保护封面和封底。

有人曾将经折装和梵夹装混为一谈,其实两者并不相同。梵夹装源自古代印度,是先将字写在贝多罗树叶上,而后将写好的贝叶经依次叠放,用木板夹紧,最后穿孔以绳结扎。

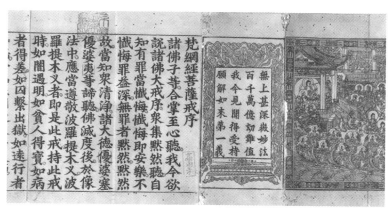

图 15　经折装《梵网经菩萨戒本》

经折装,北宋时期刊本,共八十六折(卷首版画四折),每折 31.2×13 厘米,上下单边,5 行 12 字。(现藏于京都大学图书馆)

扫码看原图

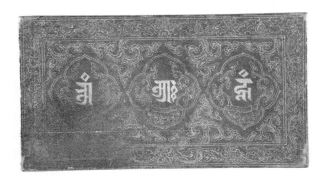

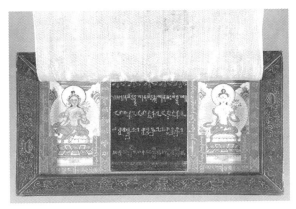

扫码看原图

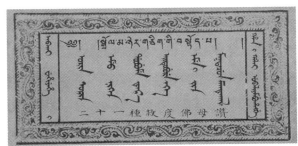

图 16　梵夹装《二十一种救度佛母赞》

梵夹装,9×16 厘米,上下护版内侧绘有佛像,清乾隆帝第六子永瑢手书,藏、满、蒙古、汉四文。（现藏于中国国家图书馆）

　　蝴蝶装,因书页展开似蝶形而得名,大约五代后晋时刊刻"十二经"已采用这种形式,以后北宋、南宋时主要采用这种形式。其装订方法是将每一印页有字的一面向内对折,然后把书口的背部粘连在裹背纸上,再装上硬纸作为封面。蝴蝶装的书可以书口向下,书背向上,书根向外,直立于书架上;缺点是每读一页,必须连翻两页。

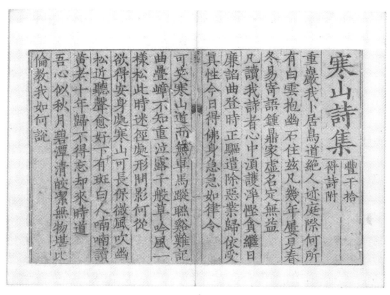

图 17　蝴蝶装《寒山诗集》
南宋时期刊本,蝴蝶装,框 20.3×14.5 厘米,左右双边,8 行 14 字。

（日本宫内厅书陵部藏）

扫码看原图

　　包背装始于南宋，流行于元代和明代前期，因用一张厚纸对折包裹书背而得名。早期的包背装是将书页有字的一面正折，然后粘在包背纸上。后期的包背装是在书页边栏外的余纸上打孔，用纸捻穿订，然后加上封面。

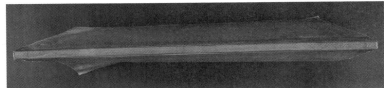

扫码看原图

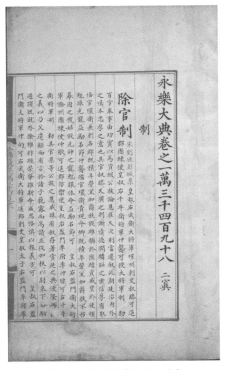

图 18　包背装《永乐大典》

扫码看原图

包背装，开本：高 50.3 厘米，宽 30 厘米。每册三十至五十页不等，多为两卷一册，少量一卷或三卷一册。手绘朱丝栏，框 35.5×23.5 厘米，四周双边，八行，大字单行十四五字，小字双行不顶格二十八字。版心上下大红口，红鱼尾。

线装始于南宋初,通行于明代中叶,至清初而大盛。其装订方法,清代孙从添《藏书纪要》"装订"中记载:"装订书籍,不在华美饰观,而要护帙有道,款式古雅,厚薄得宜,精致端正,方为第一。古时有宋本蝴蝶本、册本,各种订式。书面用古色纸,细绢包角。裱书面用小粉糊,入椒、矾细末于内,太史连三层裱好贴于板上,挺足候干,揭下压平用。须夏天做,秋天用。折书页要折得直,压得久,捉得齐,乃为高手。订书,眼要细,打得正而小,草订眼亦然。又须少,多则伤书脑,日后再订即眼多易破,接脑烦难。天地头要空得上下相趁。副页用太史连,前后一样两张。截要快刀截,方平而光。再用细砂石打磨,用力须轻而匀,则书根光而平,否则不妥。订线,用清水白绢线,双根订结,要订得牢,嵌得深,方能不脱而紧。如此订书乃为善也。"曹之将其概括为如下几个步骤:折页,即把书页对折为两个半页;分书,即依卷页顺序分为若干册;齐栏,即每页以书口为准对齐;添副页,即加入书衣内的空白页;草订,即先用纸捻穿订;外加书衣;截书,即用刀把书口之外的三边截齐;打磨,即用砂纸磨去毛边;包角,即珍贵书籍用绫绢包其订线一侧的上下两角;订眼,即打引线之孔穿线;贴签,即贴上书签(曹之:《中国古籍版本学(第2版)》,武汉大学出版社,2007年,第472-473页)。

线装和包背装的区别在于:线装不用整张书衣包背,而是在书的前后各加书衣,然后订眼穿线,一般的线装书多打四孔,开本大的也有打六孔的。

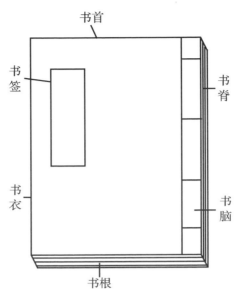

图 19　线装古籍的外形

书衣：包在全书最外层的一张较厚的纸，可保护全书。

书签：贴在书衣左上方的一个长方形纸条或丝条，标有书名。

书首：也叫书头，指书的上端。

书根：书的下端截面，线装书不便直立，多平放在书架上，为了翻检方便，常在书根上题上书名、册数和册次。

书脑：装订线右边的部分。

书脊：也叫书背，指装订线右侧的截面。

包角：用细绢所包订线一侧上下之角，既美观又有保护作用。

书名页：书衣之后题有书名的一页。

副页：也叫护页、扉页，是夹在书衣和书名页之间的空白页。

衬纸：修补旧书时，在书页内所加的白纸。

书套：指保护古籍的外套，多以草板纸为里、外敷蓝布制成，书套有四合套、六合套之分。

（二）古籍的单页版式与演变

如上所述,古籍蝴蝶装、包背装、线装,都是将一页从中间对折,然后采用不同形式装订而成。本部分要讨论的便是,将古籍对折的一页重新展开后它的结构版式,以及在不同历史时期大致的版式特点,这实际上也是古籍版本鉴别的重要依据。

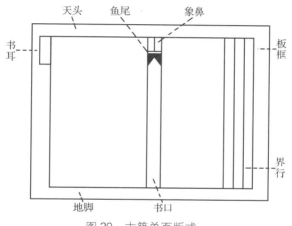

图 20　古籍单页版式

一页纸上,印版所占的空间,称为版面。版面四周的围线,即为版框,也叫边栏,有四周单边、左右双边、四周双边三种形式。上栏以外的空白处,称为天头,也叫书眉。与之相对应,下栏以外的空白处,称为地脚。界行,为字行之间的分界线。版面用直线划分成若干行,描述古籍时通常用半页计算,称"半页×行×字",或直接称"×行×字"。另外,正文大字之外,古籍常见大字一行空间内的双行小字注文,可描述为"大字×行×字,小字双行×字"。版心,为版面中间一行,是版面对折的中线,也称为中缝、书口、版口,版心内常刻有书名、卷次、页码、字数和刻工姓名等。版心往往用花纹或横线上下分割,其中又以鱼尾形花纹最为多见,称之为"鱼尾"。以鱼尾数量区分,有单鱼尾、双鱼尾等,双鱼尾多数为上正下倒,也有上下都做正的。以鱼尾的花式区分,有白鱼尾、黑鱼尾、花鱼尾等。有的古籍在鱼尾和版框之间,会有一条线,称之为"象鼻",可能是为了方便版心从中间对折整齐而设。这条线有粗细之别,粗的叫大黑口,细的叫小黑口、细黑口或线黑口。在上的,叫上黑口;在下的,叫下黑口。没有这个象鼻的,则称为"白口"。另外,蝴蝶装在版框左栏外边上端有时会刻有小方格,用以刻写篇名等信息,以便于翻检,称之为"书耳"。而后包背装、线装,因为书页有字一面向外对折,左右边栏被折到靠近书脊位置,所以就没有附加书耳的必要,除非是个别覆刻蝴蝶装的版本。

有些坊刻本、家刻本还喜欢在序、目录之后或卷末等位置,刻印"牌记",又叫墨围、木记、碑牌、书牌等,有长方形、正方形、亚字形、鼎形、钟形、爵形、碑形、幡形等各种形状,以长方形为多,四周大多围有边框或图案,主要记述刻书经过和图书内容,是古籍版本鉴定的重要依据之一。

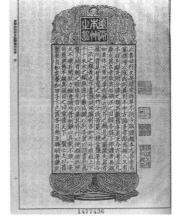

扫码看原图

图21 《重修政和经史证类备用本草》蒙古定宗四年(1249)平阳张存惠晦明轩刻本牌记

古籍单页的版式，历代不尽相同；即使是同一历史时期，虽然也并无绝对遵循的普遍版式，但仍有一定的大致特点，可以作为版本鉴定的参考。此部分内容，本书主要总结和借鉴了黄永年先生的观点（黄永年：《古文献学讲义》，上海：中西书局，2014年），特此说明，不再一一标引。

雕版印刷至宋代已臻成熟①，宋代有杭州、眉山两个刻书中心，所刻书籍称为"浙本""蜀本"。南宋时福建建阳又成为刻书中心，所刻称为"建本"，也可称"闽本"。在北方，金统治区内的平阳临汾（今山西临汾）也形成刻书中心，所刻称"平水本"。

宋浙本的主要特征：字体为欧体。版式绝大多数是白口，单黑鱼尾，书名、卷次在鱼尾下方，上方有时记本页字数，相当下鱼尾处记页次，左右双边。纸张多是白麻纸、黄麻纸。

宋建本的主要特征：字体为颜体。版式南宋前期多承袭浙本，多白口，左右双边，其后多转为细黑口，四周双边，书名、卷数、页次位置同浙本，用黑口双鱼尾后，页次在下鱼尾下方，再加一道横线接黑口，开始用书耳。前期多有刻书题识，中后期多有牌记。纸张多用麻沙纸，质量远不如浙本。

宋蜀本的主要特征：字体基本上是颜体，但渗入了柳体成分。版式同于浙本。刻书序跋也很少见。纸张多用白麻纸。

---

① 关于雕版印刷术产生的社会原因及其时间，辛德勇认为，佛教密宗信仰，是雕版印刷术产生最重要同时也是最直接的驱动力，因而雕版印刷术的产生时间，不当早于密宗在唐代全面兴盛的开元年间。可参阅辛氏著《中国印刷史研究》，北京：生活·读书·新知三联书店，2016年。

金平水本的主要特征:字体为欧体,或在欧体基础上稍加颜体成分。版式一般同宋浙本。现存的都无题识、牌记。纸张略近南宋浙本、蜀本。

入元后,眉山这个刻书中心,因战乱不复存在。南方刻书中心,只剩下杭州和建阳。北方则依然只有平阳临汾一个中心。

元浙本的主要特征:字体有的是赵体,有的是欧体加入赵体成分,也有少量用颜体和欧体者。版式继承南宋传统多数白口,但也出现细黑口,鱼尾或单或双,左右双边或四周双边无定式。有时有刻书序跋,个别有牌记。纸张仍南宋传统多用白麻纸、黄麻纸。

元建本的主要特征:字体为颜体,但比宋建本瘦而圆劲。版式为黑口、双鱼尾,早期细黑口,以后发展为大黑口,已开始用花鱼尾,而且常用在正文小题之上以醒目。多有牌记。纸张用麻沙纸和竹纸。

元平水的主要特征:字体比金平水本更接近颜体,但较挺拔,和元建本有明显不同。版式为白口,双黑鱼尾,四周双边,其他均同金平水本,晦明轩本有牌记。纸张近元浙本。

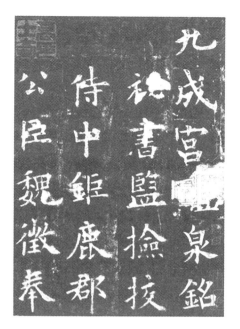

图 22　欧阳询《九成宫醴泉铭》

图 23　颜真卿《多宝塔碑》

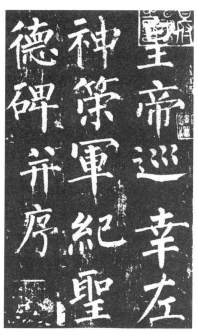

图24 柳公权《神策军碑》

扫码看原图

扫码看原图

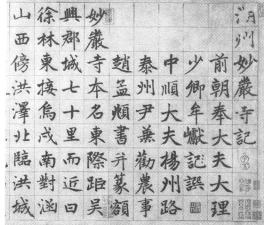

图 25 赵孟頫《妙严寺记》

图 26 《重广补注黄帝内经素问》明嘉靖二十九年（1550）顾从德
覆宋刊本（哈佛大学图书馆藏）

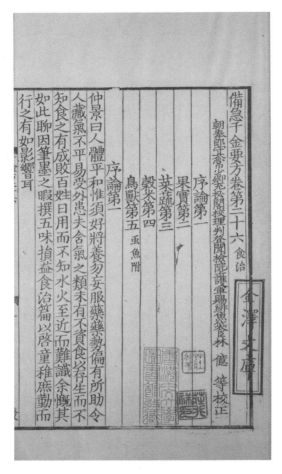

图 27 《备急千金要方》清光绪四年(1878)长洲黄学熙刊江户医学据北宋本影刻本

　　日本嘉永二年(1849)江户医学据北宋本影刻《备急千金要方》,后清光绪时期黄学熙得到书版,重新刷印成此书。书名背页刻:江户医学影北宋本,光绪戊寅夏五购自东瀛,印于上海,长洲黄学熙记。书末有牌记刻:嘉永纪元江户医学北宋椠本景摹开雕。框 20.9×14.7 厘米,13 行 23 字,白口,间中有黑口,左右双边,顺黑鱼尾,版心中镌"千金要方"及卷次,下镌页次及刻工。

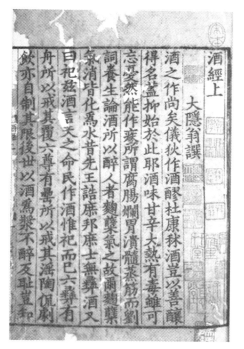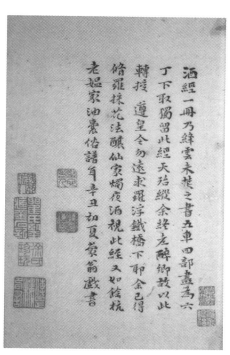

图 28 《酒经》南宋初浙江地区刻本(中国国家图书馆藏)

框 25.2×14.2 厘米,半页 10 行,行 18 字,白口,单鱼尾,四周单边,版心下记字数及刻工姓名。此本经清代钱谦益、季振宜、徐乾学、汪士钟等名家收藏,有诸名家钤印,书后钱谦益题跋。

扫码看原图

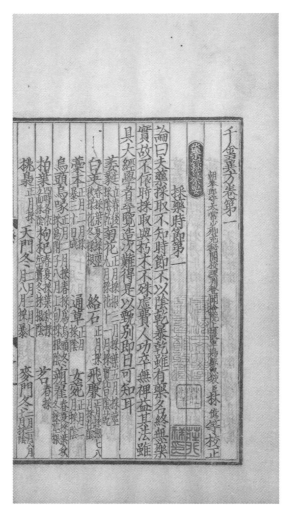

扫码看原图

图 29 《千金翼方》清光绪四年(1878)刊影元大德梅溪书院本

框 20.7×13.2 厘米,13 行 23 字,小字双行,黑口四周双边,顺黑鱼尾,

版心中镌"翼方"及卷次,下镌页次。

千金翼方目錄

唐逸士孫思邈撰

○卷之一

採藥時節　　　藥名

用藥處方　　　治風藥品　藥出州土

攣急疼曳弋藥品　身藥痒藥品　濕痹署脊藥品

兕魅藥品　　　蠱毒藥品　驚癇藥品

固冷積聚腹痛腸堅藥品　　疼實藥品

胷臂涌痛藥品　補五臟藥品　腹痛脹涌嘔吐藥品

長陰腸益精氣藥品　　　　益氣藥品

長肌肉藥品　堅筋骨藥品　補骨髓藥品

消渴藥品　　消食藥品　陰下濕痒藥品

利小便藥品　止小便利藥品　淋閉藥品

　　　　　　　　　　　　　明目藥品

扫码看原图

图30　《千金翼方》清光绪四年(1878)影元大德梅溪书院本

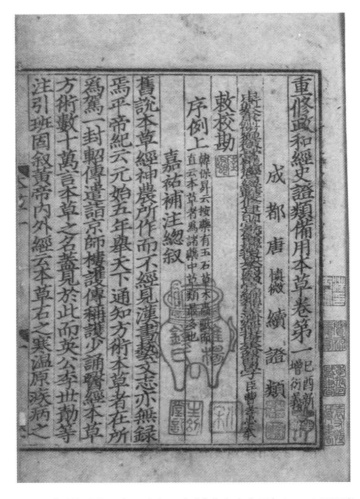

扫码看原图

图 31 《重修政和经史证类备用本草》蒙古定宗四年（1249）平阳张存惠晦明轩刻本

11 行 21—22 字，白口，四周双边。此本递经明代朱大韶、项笃寿、钱谦益，清代毛晋、季振宜、徐乾学、袁廷梼、汪士钟、蒋光焴等名家收藏。今藏于中国国家图书馆。1957 年人民卫生出版社曾据蒙古刻本影印行世。

　　明刻本从字体和版式,可分为三个时期:明前期,从洪武到弘治;明中期,从正德到隆庆;明后期,从万历到崇祯。

　　明前期刻本的主要特征:基本延续了元浙本的风格,字体为赵体,只有司礼监本稍后模仿当时馆阁体书法家姜立纲的字体,即在赵体中带点柳体。版式为大黑口、双鱼尾,左右双边或四周双边不等。纸张都用白棉纸,差一点的也用黄棉纸,用竹纸的则多是后印本。因此,过去藏书家通称此所谓"明初本"为"黑口白棉纸明初本"。

　　明中期刻本的主要特征:明刻本到这个时期起了大变化,其中尤以嘉靖时所刻数量多且质量高,出现了大量仿刻宋本,从而"嘉靖本"成为版本史上的专门名词,受到讲究版本者的高度重视。这个变化和当时文学上"前后七子"的复古运动有密切关系。字体,一反前期的赵体,而仿南宋浙本用欧体,但南宋浙本的欧体完全是书写体,这时的欧体却比较方板整齐,趋向规范化。至于稍前的正德本字体一般比嘉靖本厚重些,稍后的隆庆本字体则比嘉靖本更方整,从而向万历本过渡。版式,一反前期的黑口,而仿照南宋浙本,一般都作白口、单鱼尾、左右双边。纸张,和前期一样,一般用白棉纸,少用黄棉纸,用竹纸的多半是后印本。

　　明后期刻本的主要特征:尤以字体的转变更为显著,即由原先虽见方板整齐但仍出于南宋浙本欧体的标准嘉靖本字体,转变为更加方板整齐、横平竖直,而且横细竖粗、完全脱离欧体的新字体,世称"方体字",也有人称之为"宋体字",现在印刷用的宋体字基本上如此。版心上方一律白口、单鱼尾，书名提到鱼尾之上，鱼尾下只有卷次，这种样式自宋元到明前期是从未出现过的，明中期也极少见。版心下方一般白口，少数细黑口，有时在白口处有刻书人书斋名称。常在每卷卷首所题撰人的次行，题"明×××校"一行，这在过去虽已有，此时更风行。开始把评点刻在古书上。牌记绝迹，代之以"内封面"，也简称"封面"，一般分三栏，居中大字刻书名，右栏顶格刻"×××撰"或"×××鉴定"，左栏下方刻"××堂藏板"之类，有的坊刻本还在内封面上刻有对本书的宣传介绍文字。纸张一般都用竹纸，黄色，易脆易破，质地大不如棉纸。

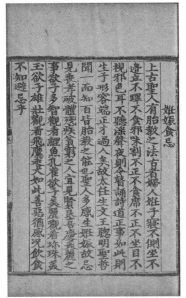

图 32 《饮膳正要》明景泰七年
(1456)内府刊本

扫码看原图

一函三册，框 18.8×24.5 厘米，四周双栏，版心黑口，双黑鱼尾，尾间题一"正"字，下记卷次、叶次，半页 10 行，行 20 字；小字双行，字数不等。

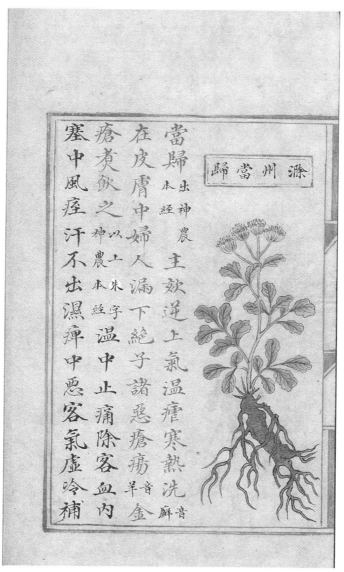

图 33 《本草品汇精要》明弘治十八年（1505）彩绘写本

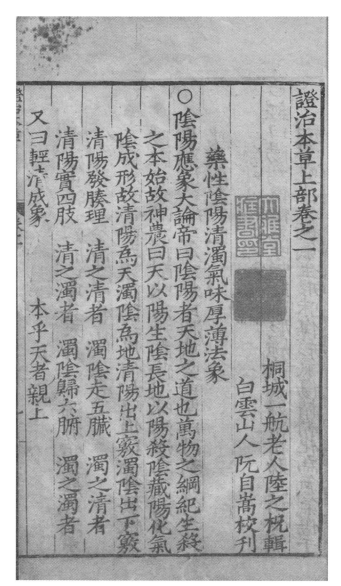

證治本草上部卷之一

桐城一航老人陸之柷輯
白雲山人阮自嵩校刊

藥性陰陽清濁氣味厚薄法象

○陰陽應象大論曰陰陽者天地之道也萬物之綱紀生殺
之本始故神農曰天以陽生陰長地以陽殺陰藏陽化氣
陰成形故清陽為天濁陰為地清陽出上竅濁陰出下竅
清陽發腠理　清之清者　濁陰走五臟　濁之清者
清陽實四肢　清之濁者　濁陰歸六腑　濁之濁者
又曰輕清成象　　　　　　本乎天者親上

扫码看原图

图34 《证治本草》明隆庆五年（1571）序刊

　　相比较而言，清刻本存世量最多，但不像之前几个历史时期的刻本特征那样明显。字体的时代性不明显，而且，同时代、同地区，甚至同一人所刻的几种书，所用字体也会各不相同。版式特征也不明显，同一人所刻，也可以或白口，或黑口，或单鱼尾，或双鱼尾，书名或在鱼尾上，或在鱼尾下，并无规律可循。因此，只能就事论事。而且，清代绝大多数古籍都有刻书序跋题记，有刊刻者及年月的内封面，不失为版本刊刻信息的重要便利参考。值得注意的是：一，清代官方的武英殿刻本，以精良美观著称于世。除刻本外，还刊印过活字版《古今图书集成》（铜活字）和《四库全书》中的百余种（木活字），称为"聚珍版"。二，"乾嘉学派"全盛时期，刻本上以校勘精审著称，其中以仿宋本尤为有名。这个时期的仿宋本和明嘉靖仿宋本不同，不仅仿照宋本的款式刊刻，而且一般都经精密的校勘，附有校勘记或考异之类。当时最著名的校勘家是顾广圻，先后为黄丕烈、张敦仁、吴鼒、秦恩复、胡克家、汪士钟等校刻过好多仿宋本，由南京的好刻工刘文奎、文楷、文模兄弟及其子侄辈刘汉洲等人雕版。

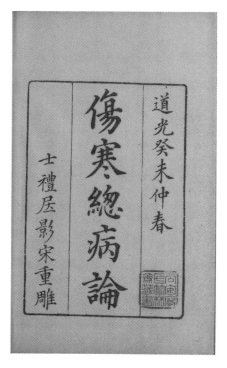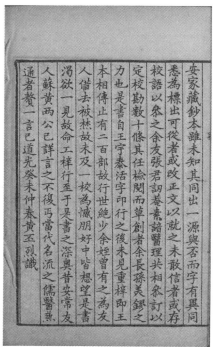

图 35　《伤寒总病论》清道光三年（1823）黄丕烈士礼居影宋本

扫码看原图

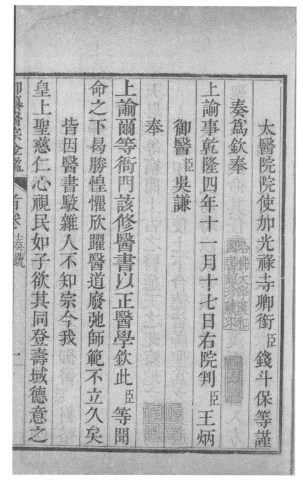

扫码看原图

图 36 《医宗金鉴》清乾隆七年（1742）武英殿刻本

框 23.7×16.4 厘米，半页 9 行 19 字，白口单鱼尾，四周双边

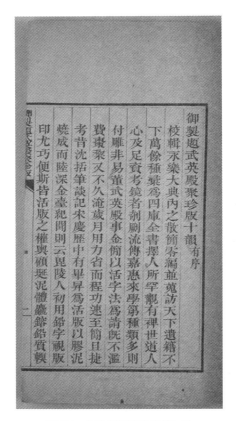

扫码看原图

图 37 《武英殿聚珍版程式》

《武英殿聚珍版程式》一卷,清金简撰,乾隆四十一年(1776)武英殿聚珍版印本。版框19.1×12.9厘米,9行×21字,白口,单鱼尾,四周双栏。《武英殿聚珍版程式》为《钦定武英殿聚珍版书》之一种。清乾隆三十八年(1773)修《四库全书》时,馆臣奉命辑《永乐大典》中之佚书,并将其中善本交武英殿刊印。因种类多,雕印耗费巨大,而原藏于武英殿的铜活字因一时铜贵皆熔铸为它物,铜盘亦不存,乾隆帝乃采纳管理刻书事务大臣金简的建议,准改以刻制枣木活字摆印书籍,并以"活字"不雅,特赐名"聚珍版"。为此,先后制成大小活字25万余枚,数书仅用一书之费,且摆印简便,事半而功倍。乾、嘉时共印书134种,连同先行雕印的4种,合为一部丛书《钦定武英殿聚珍版书》。这是历史上规模最大的一次木活字印书,校刻严谨,印刷精良,纸墨俱佳。(信息来自故宫博物院)

第二讲
中医典籍的选择与阅读

今天很多人对于中医的理解,在很大程度上受到了近现代医家著述的影响,尤其是以中医教材为代表的、新的理论"范式",实际上这并不能代表古代中医知识体系的复杂性和传统内涵的多样性。

以金元四大家为例,稍微知悉中医史的人都知道刘河间"寒凉派"、张子和"攻邪派"、李东垣"补土派"和朱丹溪"养阴派",于是,对于金元四大家的理解,几乎完全是这样按照教材对他们的框定和阐释。但是,翻阅中医古籍时便不难发现,古人对上述金元四大家的理解,远比教材的"清晰"界定要复杂得多,更为多元化。例如,清代温病医家吴鞠通在其《温病条辨》中云:"温病由口鼻而入,自上而下,鼻通于肺,始手太阴。……故病始于此,必从河间三焦定论。"明确表明了他三焦辨治温病是得益于刘河间三焦理论的启发,与大家所熟知的刘河间"寒凉派"并无关联。对于温毒之病,吴鞠通也说:"治法总不能出李东垣普济消毒饮之外。"这种评价,恐怕是仅知道李东垣补脾胃的人所无法理解的。

因此,无论是全面考察中医知识的演变,合理评价历代医家学术思想,还是系统了解传统中医所蕴含的中医文化,乃至对于整个中国传统文化的学习,都需要重新回到古籍。中医学术研究亦如"小马过河",绝知深浅要躬行,从古籍与今人著述的差异中,从中医知识的演进中,萌生问题意识,探寻学术之路。

一、阅读中医古籍的基本知识储备

近代以来,西学东渐日盛,整个中国社会在引进和学习西方科技文化的同时,也对自身的中国传统文化有所漠视和冷落,甚至是盲目地激烈批判,中国传统文化因而在近代出现了比较大的发展断层。因此,虽然身为中国人,但今天对于大部分人而言,传统文化是陌生的。以西方科学文化为主体的现代教育,甚至让我们对自身的传统文化都有所排斥。中医学的发展也不例外,作为中国传统科学体系的重要分支,中医学与中国传统文化千丝万缕的深层关联,使它自近代以来饱受诟病,时至今日依然。许多人对中国传统文化、对中医学的批判,往往是缺乏对自身传统的深入了解,而又盲目基于传统与现代、科学与文化的极端对立,心中先有一偏颇的成见,进而对中国传统文化与医学妄加批判。全球化应该成为知己知彼、互通有无的良好契机，而不应成为地域文化歧视的借口。

也正是因为传统文化发展的断层，尽管古籍浩繁，但真正读古籍的人并不多。许多人还把读一些零散的介绍古籍内容的通俗读物，等同于阅读古籍本身。中医古籍也不例外，即使是中医业界人士，对中医古籍的阅读也很有限，也经常把中医教材所总结的理论，凭想当然地以为古籍无非就是这些内容。甚至可以说，今天中医业界对中医"传统性"的理解，在很大程度上是依据以中医教材为核心的近现代"范式"，对古代的想象。

阅读中医古籍，乃至是中国传统文化典籍，是需要一些基本的知识储备的，比如识字、句读，都是最基本的基础性训练。高等中医院校现在一般都开设了《医古文》课程，但还远远不够。推荐学习王力主编的《古代汉语》（全四册，中华书局，2018 年校订重排本）。除了古代汉语基本知识需要掌握，古籍文献学的目录、版本、校勘知识，也是阅读和深入研习古籍的基本知识。

这里所言的目录，并不是一本书的目录章节结构，而是指目录学，是古籍文献学的专门学问。目，指篇名或书名而言。篇名即每一部书诸篇的名称，又称小名、细名；书名即每一部书的名称，又称大名、总名。将诸多的篇名或书名汇集起来，遍举其名，就叫作目。录指叙录而言，又称为书录、序录。录是对目的说明和编次，即逐一介绍某书或某篇之内容旨趣，并按一定的次序加以编排。中国古代很早就有编制和使用目录的传统，《汉书·艺文志》记载刘向校书时，"每一书已，向辄条其篇目，撮其指意，录而奏之","条其篇目"即是"目","撮其指意"即是"录"。可见,目录除了著录"篇目"之外,概括"指意"的内容提要则是了解一书主旨的便利门径。此内容提要,古人亦称之为"解题"或"叙录"。除此之外,还有介绍某一部类图书内容主旨的"小序",便于从整体上把握此类古籍的主旨与学术演变。因此,篇目、解题、小序可谓是目录的三个基本要素。从这三个要素来看,中国古代的目录学著作,可大致分为以下三类:每部类有小序,书名下有解题的,如《四库全书总目提要》;有小序而没有解题的,如《汉书·艺文志》;没有小序和解题,只登记书名的。从"辨章学术,考镜源流"(清代章学诚《校雠通义》)的角度而言,上述三类目录,无疑以第一种最为完备。正是因为目录提供的简便门径之用,古来治学一向看重。清代王鸣盛《十七史商榷》中云:"目录之学,学中第一紧要事,必从此问途,方能得其门而入。""凡读书最切要者,目录之学。目录明,方可读书;不明,终是乱读。"清代张之洞《书目答问》中云:"读书不得要领,劳而无功,知某书宜读而不得精校精注本,事倍功半。"强调的正是目录学对阅读古籍的重要性,可以事半功倍。

对于中医古籍的学习而言,目录著作也是必不可少的门径之一,我个人比较推荐的是《四库全书总目提要》中的子部"医家类"。举例而言,《四库全书总目提要》"医家类"有小序,其中云:"儒之门户分于宋,医之门户分于金元。观元好问《伤寒会要序》,知河间之学与易水之学争;观戴良作《朱震亨传》,知丹溪之学与宣和局方之学争也。"对医学金元时期的嬗变作了非常精炼、到位的概括。"儒之门户分于宋,医之门户分于金元",这句经典之语，也向来为后人所引用。今天普遍将这句话看作是用以概括说明金元四大家的产生，但回归文本便不难发现，这句话实际上指的是刘完素河间学派与张元素易水学派、朱丹溪与《局方》的学术争论，并不是今天所言的金元四大家①。这个例子也说明了读古籍的意义所在，要回归具体文本及其所涉语境，而不是道听途说古籍中的三言两语便断章取义、随意附会。另外，该小序中还讲到："然儒有定理而医无定法，病情万变，难守一宗，故今所叙录，兼众说焉。"这个原则实际上也大致贯穿每一部医籍提要撰写的始终，对中医学术史上不同理论与派系之间的争论作出了相对客观的评价。以寒凉与温燥为例，《四库全书总目提要》评价曰："自宋金以来，《太平惠民和剂局方》行于南，河间

① 今天所言金元四大家的界定与元末明初儒士宋濂密切相关，宋濂曾为朱丹溪《格致余论》作序，认为"金之以善医名者"有三人，即刘完素、张从正、李杲，而朱丹溪"其有功于生民者甚大，宜与三家所著并传于世"。但宋濂本人对金元四大家的认识并不固定，在其为不同医家撰写序文时呈现出不同的界定。例如，在《赠医师贾某序》中列出的医学传承谱系中，金元时期则是"上谷张元素、河间刘完素、睢水张从正"，一并提及张元素"其学则东垣李杲深得之"。而《医家十四经发挥序》则将李杲与张元素、刘完素、张从正并列为四家，其云："若金之张元素、刘完素、张从正、李杲四家，其立言垂范，殆或庶几者乎？今吾滑君起而继之凡四家，微辞秘旨，靡不贯通。"同时期或后世的不同医家和儒者对金元四大家的界定也常有争议。"金元四大家"问题的提出，是在宋元以来中医儒学化的大背景下，儒士与医者重新梳理中医传承脉络，进而确认自身脉络坐标和传承正统性的需要。因此，既有金元四大家，也有追溯传统将金元医家与汉代张仲景并列的四大家，金元四大家与唐代孙思邈并列的五大家之说。金元四大家的界定，与儒者对于医者的选择性褒扬，以及河间与易水学派的不同私淑密切相关，并不完全是医术的考量。在近现代中医知识中，普遍将刘完素、张从正、李杲和朱震亨并称为"金元四大家"。1920 年出版的陈邦贤《中国医学史》可以说是我国第一部真正意义上的医学史学科开创性著作，陈邦贤认为"金元号称四大家，实际上就是四大学派"，将刘完素、张从正、李杲、朱震亨分别界定为寒凉派、攻下派、补土派和养阴派，中医学界袭用至今。

《原病式》《宣明论方》行于北,《局方》多温燥之药,《河间》主泻火之说,其流弊亦适相等。"对于以朱丹溪为代表的养阴学派与以张景岳为代表的温补学派,评价曰:"震亨之学出于宋内官罗知悌,知悌之学距河间刘完素仅隔一传。完素主于泻火,震亨则主于滋阴。虽一攻其有余,其剂峻利,一补其不足,其剂和平,而大旨不离其渊源,故于《局方》香窜燥烈诸药,谆谆致辨。明以来沿其波者,往往以黄柏、知母戕伤元气,介宾鉴其末流,故惟以益火为宗,掊击刘、朱不遗余力。其以冰雪凛冽为不和,以天晴日暖为和,取譬固是,然清风凉雨亦不能谓之不和,铄石流金亦不能强谓之和。各明一义而忘其各执一偏,其病实相等也。故介宾之说不可不知,而震亨是编亦未可竟废焉。"这些评价,不仅持论公允,而且对中医学术嬗变有很深入的洞察,是今天中医学术史研究的重要参考与启迪。

除了《四库全书总目提要》,尚有《续修四库全书总目提要》,1920 至 1930 年代和 2014 年左右先后有过两次编写。我本人有幸参加了后一次编写活动,医家类中 30 余种医案医话古籍提要的撰写,在撰写过程中也大量参考了民国学者第一次编写的成果。对于四库及续修四库提要中的医家类提要,可以查阅刘时觉编写的《四库及续修四库医书总目》(中国中医药出版社,2005年)或者李经纬编写的《四库全书总目提要·医家类及续编》(上海科学技术出版社,1992 年),省却了直接翻检四库及续修四库的不便。除此之外,《中国中医古籍总目》(上海辞书出版社,2007 年)虽不像四库和续修四库提要这样有小序、解题,但对一万余种中医古籍的大致分类（共分为医经、基础理论、伤寒金匮、诊法、针灸推拿、本草、方书、临证各科、养生、医案医话医论、医史和综合性著作十二类）、常见版本和馆藏情况都有记载，也是常用的中医古籍目录工具书，可作为参考。

版本学，本章第一节已有介绍，不再赘述。中医常见古籍的版本知识，马继兴的《中医文献学》（上海科学技术出版社，1990年）是不错的参考。对于校勘，古人常有书非校不能读的感叹，叶德辉《藏书十约》中言："书不校勘，不如不读。"例如，《吕氏春秋·察传》记载："子夏之晋，过卫，有读史记者曰：晋师三豕涉河。子夏曰：非也，是己亥也。夫'己'与'三'相近，'豕'与'亥'相似。至于晋而问之，则曰晋师己亥涉河也。""己亥"被形近误作为"三豕"（三头猪），可谓是天大的笑话了。《抱朴子·遐览》："书字人知之，犹尚写之多误。故谚曰：书三写，鱼成鲁，虚成虎。此之谓也。七与士，但以倨勾长短之间为异耳。"校勘，主要是对书中出现的误、脱、衍、倒进行整理订正。常用的校勘方法，为陈垣整理《元典章》时概括的对校法、本校法、他校法、理校法"四校法"。陈垣《校勘学例释》"校法四例"："一为对校法。即以同书之祖本或别本对读，遇不同之处，则注于其旁。刘向《别录》所谓'一人持本，一人读书，若怨家相对者'，即此法也。此法最简便，最稳当，纯属机械法。其主旨在校异同，不校是非，故其短处在不负责任，虽祖本或别本有讹，亦照式录之；而其长处则在不参己见，得此校本，可知祖本或别本之本来面目。故凡校一书，必须先用对校法，然后再用其他校法。""二为本校法。本校法者，以本书前后互证,而抉摘其异同,则知其中之谬误。……此法于未得祖本或别本以前,最宜用之。""三为他校法。他校法者,以他书校本书。凡其书有采自前人者,可以前人之书校之。有为后人所引用者,可以后人之书校之。其史料有为同时之书所并载者,可以同时之书校之。此等校法,范围较广,用力较劳,而有时非此不能证明其讹误。""四为理校法。段玉裁曰'校书之难,非照本改字不讹不漏之难,定其是非之难',所谓理校法也。遇无古本可据,或数本互异,而无所适从之时,则须用此法。此法须通识为之,否则鲁莽灭裂,以不误为误,而纠纷愈甚矣。故最高妙者此法,最危险者亦此法。"

四校法中**对校法**不难理解,作为古籍校勘最基本的校法,许多人认为古籍整理就是拿不同版本对比一下而已,这实则是肤浅之见。开展对校法很重要的一项基础工作是版本源流的梳理,即一本古籍,不同版本之间的源流关系。尤其是对于版本众多的古籍而言,源流梳理尤为重要。只有如此,方能确定底本、主校本和对校本,事半功倍,而不是胡乱比对一番。正如李零在校勘《孙子》时所言,"画版本树谱,目的不是为版本而版本,为这些版本办博物馆,把所有版本堆在一起,不分先后,不分系统,铺天盖地,每个字都对一遍,好像出版社和印刷厂那样的校对工作,而是为了找出典型版本,汰除次生版本,从根子上而不是枝梢上解决问题。……如果不是这样,典型版本已经有了,还要和次生版本一一对比,等于折磨读者,也毫无用处。"(李零:《〈孙子〉十三篇综合研究》,北京:中华书局,2006年,第4页)

本校法需要注意的是，像《黄帝内经》这样非一时一人之作的古籍，对于同一问题，不同篇章，甚至是同一篇章，往往会有不同的观点，因此，利用不同篇章内容进行本校时需要谨慎，可对比异同，不可轻易径改。**他校法**，整理中医古籍常用的方法，像本草、方书类中医古籍，历代传抄、叠加，仿佛"卷心菜"一般，无疑提供了他校的文本基础。以本人之前校注整理的明代彭用光《简易普济良方》为例，我发现这本书的主体内容是采辑整理《重修政和经史证类备用本草》而成，于是就用《政和本草》进行了他校，结果发现了大量的问题。例如，"诸恶毒门"中有"治马汗入肉。雄黄、白矾等分，更用乌梅三个槌碎，巴豆一个，合研为细末，以半钱匕油调傅患处"，"半钱匕"原作"半盏匕"，于义不通，便据《政和本草》卷四改。又如，"服雄黄中毒，用防己汁解之。防己实焙干为末，如茶法煎服，用治脱肛"，"脱肛"原误作"脱肚"，据《政和本草》卷九改。**理校法**，就中医古籍而言，多从文理、医理角度进行是非判断，可提出倾向性判断，但一般不宜径改原文。仍以《简易普济良方》为例，卷一"仕宦门"中云："前辈常言，小人之性，专务苟且，明日有事，今日得休且休。当官者不可徇其私意，忽而不治。谚有之曰劳心不如劳力，此实要言也。"其中的"徇"原误作"狥"，便是据文理改。卷二"消渴门"中云："主烦渴，身热，烦满。十一月、十二月采天花粉根用之。""烦"原作"顺"，于义不通，据医理改。关于中医古籍校读，可参阅邵冠勇的《中医古籍校读法例析》(齐鲁书社，2012 年)。

二、中医古籍的选择与阅读方法

据《中国中医古籍总目》(2007 年出版)收录 1949 年以前出版的中医图书达 13455 种,一一通读,无疑是不可能的,而且也没有必要。在此列出一个最低限度的中医古籍基本阅读书目,并略做介绍。无论是中医从业者,还是中医爱好者,可以此作为参考,再行拓展。这个书目的选择,主要基于我个人的阅读习惯。如何阅读中医古籍,不同人往往有不同的习惯。我个人以为,读古籍别贪多、贪大、贪厚,不妨从"两头"入手——汉代是中医的"经典"时代,而明清时期有许多不错的医家注释与通俗读物,可以先从这"两头"开始,然后慢慢向中间的隋唐、宋金元靠拢。

欲了解或研习中医古籍,可大致从医理、诊断、方药(本草、方书)和临证(经方、时方、综合性、各科、医案)四类入手。医理古籍,《黄帝内经》是必读。《黄帝内经》由《素问》与《灵枢》组成,非一时一人之产物,约集结成书于两汉之际,被后世医家尊奉为中医之经典,今人将其作为中医理论体系形成的标志。唐代王冰将《素问》重新编次,另增补了七篇内容,并详加注释,后经宋代校正医书局林亿等人校正,名为《重广补注黄帝内经素问》,通行版本是明嘉靖二十九年(1550)顾从德影宋刻本。《灵枢》在很长时间内曾经失传,北宋元祐八年(1093)高丽进呈《黄帝针经》,宋哲宗曾下诏颁发天下,后亡。现存《灵枢》是在南宋史崧所献其家藏旧本的基础上重新校正而成，以明代赵府居敬堂刊本为通行本。《灵枢》侧重针灸理论，能力不逮，亦可只读《素问》。《黄帝内经》非一时一人之作，论述问题经常前后互见，稍显杂乱，因此，可先从《内经知要》等以主题分类架构《内经》的明清医学注本开始。《内经知要》为明代医家李中梓所著，后清代医家薛雪曾对其进行校正重刊。该书将《内经》的重要内容归并厘分为道生、阴阳、色诊、脉诊、藏象、经络、治则、病能八类，并加以注释而成。历代以类编形式研读《内经》者颇多，如杨上善《太素》、张景岳《类经》等，但卷帙繁多，未有该书之简要，故后世习医者常以此书作为初学《内经》之门径。《黄帝内经》的现代整理本，可以选择《黄帝内经素问校释》《灵枢经校释》（由山东中医学院、河北医学院校释，人民卫生出版社于 1982 年出版。这套校释丛书，共包括七种中医古籍，除了《素问》和《灵枢》，还有《难经校释》《甲乙经校释》《脉经校释》《诸病源候论校释》和《针灸大成校释》，都是质量很高的校释本）。另外，中医业界俗称的"梅花本"《黄帝内经》也可作为选择（"梅花本"因封面印有梅花而得名，包括《黄帝内经素问》《灵枢经》《金匮要略方论》《注解伤寒论》《温病条辨》《时病论》六种，1960 年代由人民卫生出版社出版）。《黄帝八十一难经》，虽亦托名黄帝所著，但实即扁鹊学派的著作，全书用问答的体裁，设八十一难来阐明古医经的要旨。《难经》中的许多内容并不见于《黄帝内经》，对某些问题的阐发也与《黄帝内经》有不同的见解，这说明《难经》并非完全是为阐发《黄帝内经》而设，还包括了《黄帝内经》以外的许多古医经。清代医家徐灵胎言《难经》,"其间有殊法异议,其说不本于《内经》,而与《内经》相发明者,此则别有师承,又不得执《内经》而议其可否"。《难经》问世以后,历代许多医家都为其作过注解,比如,《难经集注》是明代王九思等辑吕广、杨玄操、丁德用、虞庶、杨康侯等诸家注释而成,是比较有代表性的一种。《诸病源候论》,由隋代巢元方等集体编撰。全书共五十卷,包括内、外、妇、儿、五官科之各种病候,论述各种疾病之病因、病理与证候,并在诸证之后附以养生导引法。是中医学中最早、最具规模而又系统全面之证候分类论病著作,是我国第一部病因、病理、证候学专著。后世临证医书论述疾病病因证候时,往往引述此书。医理类中医古籍,可先从这三种入门。

诊断类古籍,望诊类如新安医家汪宏《望诊遵经》,脉诊类如李时珍《濒湖脉学》,闻诊、问诊类一般散见于各种诊断著述。问诊是临床医生的基本功,清代医家陈修园在其《医学实在易》中对张景岳的"十问歌"进行了改造,要而不繁,"一问寒热二问汗,三问头身四问便,五问饮食六问胸,七聋八渴俱当辨,九问旧病十问因,再兼服药参机变。妇人尤必问经期,迟速闭崩皆可见。再添片语告儿科,天花麻疹全占验"。《濒湖脉学》以七言歌诀形式论述了二十七种常见脉象,书末附有其父李言闻所著《四言举要》,系对宋代《崔氏脉诀》的删补之作。可以选择人民卫生出版社 1960 年代出版的《濒湖脉学白话解》,该书先后数次再版(这套"中医歌诀白话解丛书"包括《药性歌括四百味》《药性赋》《汤头歌诀》《长沙方歌括》《濒湖脉学》《医学三字经》《针灸经络腧穴歌诀》《金匮方歌括》，皆是不错的中医入门通俗读本）。舌诊虽是望诊的一部分，但今天中医临床极为看重，《敖氏伤寒金镜录》始于敖氏（具体姓名待考），后经元代杜本增订而成，明代医家薛己再加润色，共载舌图 36 幅，其中 12 幅为敖氏原有，24 幅为杜本所增，是我国现存最早的舌诊学专著，可以参阅。

本草古籍，《神农本草经》是我国现存最早的本草学著作，非一人一时之作，约集结成书于东汉时期。该书冠以"神农"之称，原因大抵有二：一是，如《淮南子·修务训》所云："世俗之人，多尊古而贱今，故为道者必托之于神农、黄帝而后能入说。"托远古圣人之名以显学术渊源之深、学问之博大；二是，古代讲述本草的著作很多，比如三国时期《吴普本草》中便援引记述了神农、黄帝、岐伯、扁鹊、医和、桐君、雷公、李当之八家之说，这说明《神农本草经》很有可能是神农一派的集结之作。《神农本草经》首卷为序录，总述中药学基本理论，如四气、五味、七情、采治、真伪、陈新、剂型、煎服等；其余三卷为各论，共载药物 365 味，受当时道家方术思想影响而将其厘分为上、中、下三品。该书早已亡佚，现所见的乃是后人从其他本草书中辑复出来的，最早的当属明代卢复所辑，影响较大的还有清代孙星衍、孙冯翼、顾观光以及日本学者森立之所辑者，今人马继兴所辑（《神农本草经辑注》，人民卫生出版社，1995 年）亦是不错的参考。本草编撰，自《神农本草经》之后，历代叠加，这个层累过程在诸如《证类本草》等后世著述中可窥端倪。但像《证类本草》（可选择人民卫生出版社的影印本或尚志钧校注整理本）《本草纲目》（可选择刘衡如校注整理本)这样的本草著作,卷帙太大,一般没人会将其作为学医的首选,而是通常选择《神农本草经》及其明清代表性注释著作,我个人比较喜欢《神农本草经疏》(可选择郑金生校注本,中医古籍出版社,2002 年)和《神农本草经百种录》(可选择人民卫生出版社 1956 年影印本)。《神农本草经疏》为明代医家缪希雍所撰。该书载药近 500 种,多取《神农本草经》《名医别录》所载,参以诸家之说,书中论药各分列三项:疏,阐发药性及证治之理;主治参互,列述配伍及实用方;简误,提示用药易误之处。除阐发各味中药功用外,书中总论病证施治之原则也常有新见,如提出治吐血三要"宜降气不宜降火""宜行血不宜止血""宜补肝不宜伐肝",被后世作为治疗血证的重要法则。该书内容精博,是明代学术价值仅次于李时珍《本草纲目》的一部临床用药专著,明末至清代众多以阐释《神农本草经》为主旨的本草,大多受其影响。《神农本草经百种录》为清代医家徐灵胎所著。该书从《神农本草经》中采掇一百种,备列经文以辨明药性,阐发其主治之义,以使读者深识其所以然,是学习《神农本草经》不错的辅助。书中有言"药之治病,有可解者,有不可解者",诚为公允之论,《四库全书总目提要》也评价此说"最为圆通"。历代方书,尤其是大型方书,卷帙浩繁,可资检用,但不利于初学者,更何况即使作为专业医生,平日开方常用方剂一二百首足矣。所以,推荐诸如《汤头歌诀》《医方考》《医方集解》等入门古籍。实际上,旧时中医师徒授业,也多是从这类读本启蒙。

临证类中医古籍,数量最多,我大致将其分为经方、时方、综合性、各科、医案几种。经方，虽然《汉书·艺文志》方技略便已记载，但后世多专指张仲景《伤寒杂病论》。《伤寒杂病论》，包括主要讲述外感病辨治的《伤寒论》和内伤杂病辨治的《金匮要略》，今人称其为中医学辨证论治体系形成的标志。晋代医家王叔和曾在其《脉经》中收入《伤寒杂病论》的大部分内容，唐代孙思邈的《备急千金要方》《千金翼方》、王焘《外台秘要》中都曾收入《伤寒杂病论》的部分内容。隋唐之后《伤寒杂病论》基本上没有完整的传本，尤其是原书的伤寒部分和杂病部分多被拆散单独成书。1057 年北宋政府成立校正医书局后，对当时传世的《伤寒杂病论》进行了整理，将伤寒部分的不同传本分别整理成《伤寒论》和《金匮玉函经》，将杂病、妇人病和食禁部分整理成《金匮要略方论》。后明代赵开美曾对宋本《伤寒论》进行影摹刊刻，据元代邓珍刊刻的《新编金匮方论》重新刊刻《金匮要略方论》，一同收入其刊刻的《仲景全书》中。今天的整理校注本，可以选择刘渡舟主编的《伤寒论校注》和何任主编的《金匮要略校注》（这两个校注本属于 1982 年国家中医古籍出版规划中医古籍整理丛书，该套丛书选择 100 余种具有学术研究价值的中医古籍，予以点校排印，部分为语译本，1984 年起由人民卫生出版社陆续出版。特别是其中的《黄帝内经素问校注》《黄帝内经素问语译》《灵枢校注》《灵枢语译》《伤寒论校注》《伤寒论语译》《金匮要略校注》《金匮要略语译》《难经校注》《难经语译》《脉经校注》《脉经语译》《中藏经校注》《中藏经语译》《黄帝内经太素校注》《黄帝内经太素语译》《针灸甲乙经校注》《诸病源候论校注》

《神农本草经辑校》等十一部中医经典著作的十种校注本、八种语译本和一种辑校本,校注质量较高,可资查阅)。《伤寒论》的后世注本很多,我个人比较推荐《注解伤寒论》《伤寒来苏集》《伤寒贯珠集》。《注解伤寒论》为金代医家成无己所著。宋代校正医书局林亿等校正的《伤寒论》自宋以后复刻并不多,影响更大的当属成无己的《注解伤寒论》,成为宋以后《伤寒论》广泛流行的主要传本,也是既知最早的《伤寒论》全文注释本。成无己注释原文,以《内经》《难经》为依据,旁牵众说,又引《伤寒论》前后条文以为佐证,成为后世注释《伤寒论》之典范,为后人所推崇。《伤寒来苏集》和《伤寒贯珠集》,分别为清代医家柯琴和尤怡所著,皆是对后世影响较大的注本。两书的今人整理本不少,前者可参阅"明清中医临证小丛书"所收校注本(中国中医药出版社,2006 年),后者可参阅"中医古籍名著丛书"所收校注本(中医古籍出版社,1998 年)。时方,与仲景经方相对,乃后世医家之方,明清温病学说兴起之后,也多用指温病之方。温病学说,以吴又可、叶天士、薛雪、吴鞠通、王士雄等明清医家为代表,以卫气营血辨治和三焦辨治为标志,是对仲景伤寒六经辨治的补充和突破。叶天士的代表作为《温热论》,篇幅很小,相传是叶天士与学生泛舟湖上,口授记录而成,常附刻于叶天士《临证指南医案》之后。《临证指南医案》是由叶天士门人华岫云辑其医案而成,是中医医案中比较有名的一种。该书每病分列医案数则,其后分附门人之评论,以提示治法大纲。清代医家徐灵胎亦曾对其进行批注。是书案中所处之方,药少力宏,配伍精当,后世医家多有继承发挥,如吴鞠通《温病条辨》中之桑菊饮、银翘散、清营汤等名方,即从是书化裁而来。《温病条辨》为清代医家吴鞠通所著。本书引经文为纲,分注为目,以原温病之始,重点在于以上、中、下三焦分类叙述温病之证治。书中倡导的三焦辨证,以及创设的许多方剂,被写入今天的教科书,是温病学说的代表性著作。《温病条辨》可以选择"梅花本",薛雪《湿热论》、王士雄《温热经纬》可以选择人民卫生出版社"中医临床必读丛书"所收者(这套丛书收书不少,整理质量亦可,但删去校注,恐怕是出版社为之。究其原因,出版说明中自谓"原则上只收原文,不作校记和注释,旨在使读者在研习之中渐得旨趣,体悟真谛",一看便是不懂古籍整理的行外之言,算是瑕疵)。

综合性临证医书,数量很多,不胜枚举,仅按我个人阅读喜好推荐几种:一是金元四大家的著作,如刘完素《素问玄机原病式》,张子和《儒门事亲》,李东垣《脾胃论》,朱丹溪《格致余论》,诸家理论新颖,但亦不乏偏颇。所以《四库全书总目提要》在评价刘完素以火热立论,主张用药寒凉之时,便云:"完素生于北地,其人秉赋多强,兼以饮食醇醲,久而蕴热,与南方风土原殊。又完素生于金时,人情淳朴,习于勤苦,大抵充实刚劲,亦异乎南方之脆弱。故其持论多以寒凉之剂攻其有余,皆能应手奏功。其作是书,亦因地因时,各明一义,补前人所未及耳。"金元四大家著作的今人整理本很多,1980年代王新华主编"中医古籍小丛书"亦有收入,这套小丛书所收古籍,正如丛书之名,皆是部头很小的经典医籍,携带阅读都很方便,可以参阅,但校注水平良莠不齐,部分校注质量不高,宜边读边校。二是,明代医家张景岳的《景岳全书》。该书内容兼及中医学理法方药各个方面,是一本颇具影响的综合性医著。金元四大家之刘河间认为"六气皆可化火",擅用寒凉之药以清热泻火,后世称其为"寒凉派";四大家之朱丹溪认为"阳常有余,阴常不足",倡导养阴之法,后世称其为"滋阴派"。后世不少医家墨守河间与丹溪之法,不能审求虚实,动辄使用寒凉之药,戕害人身阳气。张景岳因之强调"阳非有余",用药偏于温补,以纠其偏,后世因此将其作为温补派的代表医家。然而,温补与寒凉皆应依据病证而设,不应该有先入之见,不能未见病而先立一治疗宗旨。所以,《四库全书总目提要》在评价《景岳全书》时说道:"知阴阳不可偏重,攻补不可偏废,庶乎不至除一弊而生一弊也。"三是清代政府编撰的"教科书"《医宗金鉴》,内容全面,歌诀易于诵读,该书一出,后世好多自学中医者多取其背诵,有"金鉴派"之民间俗称。四是近代中西汇通医家张锡纯的《医学衷中参西录》。原书从 1918 年至 1934 年分七期陆续刊行。至于后来出现的第八期乃张锡纯之孙张铭勋于 1957 年献出的未经出版的遗稿。1957 年,河北省卫生工作者协会搜集《医学衷中参西录》每期的各种版本进行了校注,将原书七期七册与遗稿改装为三册,前三期为第一册,五期及遗稿八期为第二册,四、七、六期为第三册,后由河北人民出版社出版。《医学衷中参西录》是近代影响非常大的一本书,书中融汇中西医理来阐释常见病证的诊治,所载医方大多为张锡纯自拟,配伍精当,方论详细,又常附以验案加以说明,颇易于后学者学习应用。

临证各科医籍，不胜枚举，中医虽常言外治即内治之理，倡导全科，莫分科太细，但作为一名医生，天长日久，临证常面对的也仅是某科数种疾病而已，既是自己擅长，又是积累口碑后病人趋向选择的缘故。所以，各科医籍皆可阅习，对自己擅长者则更应深研。针灸如《针灸甲乙经》，儿科如《小儿药证直诀》，妇科如《傅青主女科》，外科如《外科证治全生集》《外科正宗》，可据中医目录学或医史著述按图索骥。医案医话医论类古籍，医案如《临证指南医案》《名医类案》《续名医类案》《宋元明清名医类案》，皆是不错的选择。《临证指南医案》前文已有介绍，该书记载医案较为简略，非深谙医理者，不易读懂，不建议作为入门初选。后三种医案，相对而言，记案与品评较多，且同一疾病可对比数家之案，可由其入门。医话医论，依个人兴趣，灵活选择，我个人比较爱读《医经溯洄集》《医学源流论》。《医经溯洄集》为元代医家王履所著，明代吴勉学曾将其刊入《古今医统正脉全书》。该书载医论二十余篇，上溯《内经》《难经》《伤寒》《金匮》等典籍，下及唐宋金元二十余家之说，广泛评议，对四气发病、阴阳虚实补泻等不乏独到见解。《四库全书总目提要》评价道："观其历数诸家，俱不免有微词，……然其会通研究，洞见本原，于医道中实能贯彻源流，非漫为大言以夸世也。"《医学源流论》为清代医家徐大椿所著，涉及脏腑经络、脉、病、药、治法、书论、古今医事等。书中持论多精凿有据，例如谓诊脉必以望闻问三者参之，方百不失一，尤切中庸医之弊。所论简短精要，多发前人未发之处，值得细阅。

　　至于阅读的方法,诸如精读、泛读之类,前人所论甚多,大家亦不陌生,不再陈陈相因,一一赘述。对于中医古籍的阅读而言,在此需要提醒两点:一是,有时阅读本身与拼图游戏很相似,重点要弄清楚不同医家和学说在整个拼图中的位置。即使是古籍中的一句话,也要拿得出来、放得回去,从它所处的文本拼图中去解读它的内涵。如若不然,经常会有断章取义之嫌。二是,中医知识的"层累"现象明显,阅读中医古籍时,既要重视知识或史料的溯源,又要对同一知识对象在不同时期、不同文本中的表述差异进行对比,在差异中了解知识的嬗变,以及与这种知识嬗变密切相关的社会思想文化转型。

生命

生命，是任何医学皆须关照的对象。但鲜活的生命一旦处于疾病状态时，如何看待疾病，以及疾病与身体的关系，不同医学却常有不同。例如，现代医学常将疾病从个体抽离或抽象出来，作为独立的研究对象，身体也因之仿佛成为静止的、机械的、可以拆卸的器物。从这一点而言，传统中医学对生命整体的关注，让我们看到了中医学乃至中国传统文化，与西方医学与文化在视野选择、焦点关注等层面的巨大差异，也给了我们重新审视自身传统的契机和切入。

考虑到生命是一个宏大的议题，本章选择身体观这个当下医学、哲学、历史学、社会学、政治学等诸多领域都非常关注的研究切入点为核心，探讨生命背后的医学与文化。

第三讲
中医学身体观的内涵与特点

一、中医学身体观的内涵

中医学身体观，即中医学对人体生命的综合认识。"身体"的内涵，远非肉体本身所能囊括。在不同的文化背景中，都并非是简单的解剖学所见脏腑组织器官的总和。尤其是在中国传统文化中，"身体"常常渗透进了中国人以"身体"为视角对于生命乃至整个传统文化的理解。可以说，"身体"是理解中国传统文化生命观、宇宙观的一个重要载体。正如黄俊杰所言，"中国思想传统本质是一种'体验之学'，中国思想家仰观天文，俯察人事，捭成其宇宙论、人生观、社会政治论，莫不'近取诸身，远取诸物'，中国思想系统的诸多面向，皆有其'身体之基础'。这种'体验之学'，不仅是一种具有中国文化特色的思维方式，也是一种个人的修养工夫论,更是一种政治学理论。"(黄俊杰:《中国思想史中"身体观"研究的新视野》,《现代哲学》2002年第3期,第66页)

所以,"身体"的内涵既不是静止的,也不等同于一个生命个体的身体本身,而是会有不同时期社会文化的"烙印"和意义赋予,因而会随着社会文化背景的演变而呈现出变动的内涵。正因如此,黄金麟用"身体生成"来表述"身体","'身体生成'这个概念指称的并不是一种身体的生物性诞生或创造,而是指称一种在肉体既存的情况下所进行的政治、经济、军事、社会或文化模造"(黄金麟:《历史、身体、国家:近代中国的身体形成(1895~1937)》,北京:新星出版社,2006年,第2页)。

老子《道德经》中云:"人之生也柔弱,其死也坚强。草木之生也柔脆,其死也枯槁。故曰坚强者死之徒,柔弱者生之徒。"这里说的"柔弱"并不是指人力量的大小强弱,而是指充满生生之气的身躯,柔软而有温度,而不是死亡后僵硬冰冷的尸体。所以我们可以看到,中国人物绘画无须去解剖人体,而是重在显现生生之气,是透过静态的图像来传递生命的动态。中国人不是不知道人的肉体属性,只是关注的焦点并不在这里。葛红兵讲:"中国人相信身体虚践,这种虚践来自'神'、'气'、'志'、'精'等等虚体,而不是来自肌肉、骨骼等实体。……中国人相信人的自我操控来自于'气'。中国人强调要通过练'神'养'气'而达到'美身'的境界。所以,我们看到中国古代文人画中的身体都以展现'神'和'气'为主题。"(葛红兵,宋耕:《身体政治》,上海三联书店,2005年,第28页)

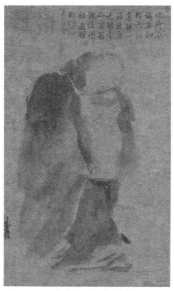

图 38　南宋梁楷泼墨仙人图

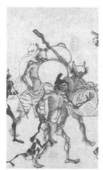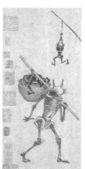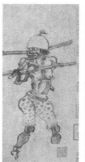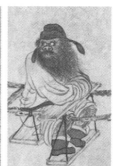

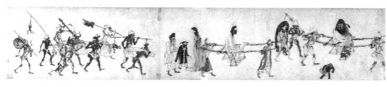

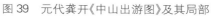

图 39　元代龚开《中山出游图》及其局部

我们可以对比图 38 南宋梁楷的泼墨仙人图和图 39 元代龚开的《中山出游图》，不难发现，中国文人画不是不懂得如何绘制肌肉与骨骼，《中山出游图》中那些小鬼便是例证，而是不认为肌肉骨骼就等同于生命本身，所以才会用泼墨的写意手法来绘制和展现鲜活生命的神气所在，是试图通过静止的笔墨来传递生命的鲜活。梁漱溟讲："试翻开古医经一看，便晓得中医原从道家来。中医的理论及其治疗方法、一切措施，无不本于道家对于生命生活的体认"，而"道家者起自摄生养生之学也。"（梁漱溟：《东方学术概观》，成都：巴蜀书社，1986 年，第 146 页）这一绘图理念也展现在中医身体图像的绘制中，无论是脏腑图还是经络图，图像所传递的焦点信息，并不是尸体解剖所见，而是生命动态功能关联性的图像表达，本章后文还有详论。这一点与西方绘画，与西医解剖图的绘制，存在巨大差异。在传统中国文人画中，恐怕找不到像米开朗基罗的《大卫》那样的身体，也不容易看到达·芬奇《最后的晚餐》里的焦点透视法。图 40 是达·芬奇绘制的解剖手稿，绘制时间比图 41 近代解剖学奠基人维萨里的《人体构造》还要早。观察身体的肌肉线条、骨骼起伏，乃至更加深入细微的解剖所见，这是西方绘画与医学的基础，而这一切对于中国绘画和中医学则并非是焦点。如果不明白这种绘画关注焦点的差异，而仅仅以身体物质层面的逼真或精细与否来评价中西绘画的高低，或者仅以解剖学来审视中医脏腑图在身体结构绘制层面的粗疏，并将其作为中西医学优劣的评判标准，那么无疑有失偏颇。

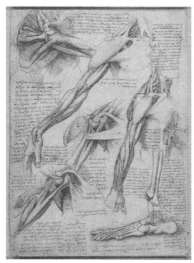
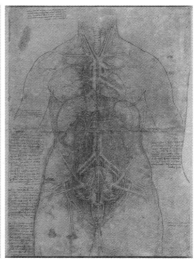

扫码看原图

图 40　达·芬奇解剖手稿(1508-1510)
Leonardo da vinci：Anatomist at The Queen's Gallery，Buckingham Palace

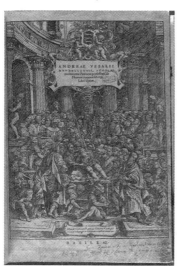
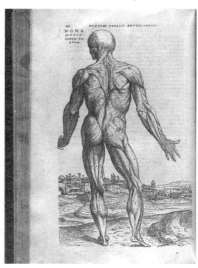

扫码看原图

图 41　近代解剖学奠基人维萨里《人体构造》书影(1543)

如上所言，中医学对身体的理解和描绘，有鲜明的中国传统文化印记。但与传统文化中儒家、道家等其他领域的身体观相比较，传统中医学身体观也有其特殊之处，即更加注重对"形神统一生命体"本身的关注。中医学把对"身体"的讨论作为基础，在讨论的过程中既借鉴和体现了传统文化各领域所共有的一般身体观，又在一定程度上或多或少影响了传统文化一般身体观的内涵与发展。或者说，中医学身体观的内容既包括中医学所特有的对"身体"生命本身的认识，如脏腑学说、精气血津液学说等，又包括对传统文化一般身体观的理解和融入，如对身体社会属性、自然属性的论述等。而且，传统中医学对身体的理解与诠释，又影响了整个传统文化对身体的理解，在一定程度上形成了整个传统文化对身体结构及功能理解的基础。《二程遗书》中云："医者言手足痿痹为不仁，此言最善名状仁者，以天地万物为一体，莫非己也。认得为己，何所不至？若不有诸己，自不与己相干。如手足不仁，气已不贯，皆不属己。故博施济众，乃圣之功用。"这就是以中医学对身体的认知，来比拟和说明宋儒对于天人关系的理解。

正是因为中医学对中国传统文化身体观的借鉴与补充，中医典籍可以成为中国传统文化思想史研究的重要资源。葛兆光认为，"在追溯知识的过程中，思想史可以拓展自己的视野，在更广泛的文献与资料中得到解释思想史的资源。其实这不需要更多的论证和解释，只要思想史家稍稍关注那些知识的生成历史，就可以得到相当多的启发。从医方、药物学、养生术和经脉针灸之说中可以分析古代中国人关于'人'的观念。"(葛兆光:《中国思想史·导论·思想史的写法》,上海:复旦大学出版社,2001年,第 32 页)中医学可以成为打开中华文明宝库的"钥匙",原因便在于此。然而遗憾的是,既往中医学界往往是从医学视角单纯关注医学技术,而中医学界以外又受专业所限,从医学文本去挖掘文化思想还远不够深入。

二、中医学身体观的特点

(一) 天人相应,贵在和合:时空的身体

钱穆先生在其去世前的最后一篇文章《中国文化对人类未来可有的贡献》中讲:"中国文化过去最伟大的贡献,在于对天人关系的研究。中国人喜欢把天与人配合着讲。我曾说天人合一论,是中国文化对人类最大的贡献。"(中国艺术研究院《中国文化》编辑部:《中国文化》1991 年第 4 期春季号,北京:生活·读书·新知三联书店,1992 年,第 93 页)中国传统文化长于对各种关系的阐发,天人关系、人与人的关系等,是传统文化不同侧面所论述的重点。而且在阐发这种关系时,中国传统文化擅长以身体喻事,或者说,中国传统文化在一定程度上是一种身体哲学。

生命个体处于宇宙时空之中,身体亦成为宇宙时空的一部分。中国古代的创世神话中有一种类型是盘古身体的各部分形成了宇宙中的万物,可见早在远古人类的思维中,人的身体便与

宇宙相类。葛兆光把这种中国古代思维称作"同源同构互感"（葛兆光：《众妙之门——北极与太一、道、太极》，《中国文化》1990年第3期，第61页）。正是源于这种思维，透过身体以洞悉和表达宇宙时空的演变，成为传统文化身体观的一个重要特征。例如，《二程外书》有云："世之人务穷天地万物之理，不知反之一身，五脏、六腑、毛发、筋骨之所存，鲜或知之。善学者，取诸身而已，自一身以观天地。"在王阳明等"心学"思想家看来，心即理，更是强调身体与宇宙的这种关联，其曰："心即道，道即天。知心则知道、知天。"这种反求诸己的身体哲学，的确是中国传统文化很鲜明的特色。特别是在没有普遍严格意义上的宗教信仰的中国，这种基于天人关系的身体哲学，实即也起到了很好的个人约束作用。可以说，中国古代的君子修为和道德追求，并不完全是基于人伦社会的考量，身体与宇宙的关联是一种更大的道德和行为约束。王阳明《传习录》中曰："良知即是道。良知之在人心，不但圣贤，虽常人亦无不如此。若无有物欲牵蔽，但循着良知发用流行将去，即无不是道。但在常人多为物欲牵蔽，不能循得良知。"明白了这个道理，便不难理解为何在史书中会记载诸如日食、地震等各种"天变"，进而引申出政治得失休戚，以及人君的道德修为。中国古代这种天人关系所延伸出来的个人道德约束，在中国近现代化的过程中，与中国传统文化一起出现了明显的断裂。好多人对比西方文化，将当今中国人敬畏之心的缺失归咎于宗教信仰的缺乏，并羡慕和主张引入宗教以宽慰中国人的心灵，约束国人的道德与行为。这种判断和主张，明显缺乏对中国传统文化以及中国传统社会模式的理解，并不准确。今天中国社会的诸多问题，根源并不在于西方文化的引入与否，而是缺乏对中国传统的理解和客观评价。

中国传统文化对天人关系的高度密切关注，深深地渗透在中医学身体观中。中医学把个体生命放置于时空运转之中，密切关注时空变化对身体的影响。未病则注重不同时空环境中的顺时因地养生，已病则关注不同时间地域对身体的影响而制定个性化明显的治疗方案。中医学的这种身体观特征，可以称之为"时空的身体观"。尤其是在身体内的脏腑中，这种特点尤为明显。近代时期，"废止中医"的代表人物余云岫曾专门著有《灵素商兑》一书对中医理论进行激烈的批判。面对从纯解剖视角对中医脏腑的批判，基于上述中医学身体观的特点，恽铁樵把中医脏腑称之为"四时的五脏"，其云："故《内经》之五脏，非血肉的五脏，乃四时的五脏。不明此理，则触处荆棘，《内经》无一语可通矣。"所以说，中医学的五脏，其内涵要远大于解剖层面的五脏，而更像是以五脏为符号的五大系统。而且，中医学关注的既有五个系统的自身功能表现，又将这种功能变化密切与外在时空的变化结合在一起。简言之，源于时空观念而建构的五脏的部分特征，决定了五脏恰如是一种功能模型(可参阅：祝世讷：《系统中医学导论》，武汉：湖北科学技术出版社，1989 年)，着重于阐发身体对应于时空流变而产生的各种变化。正是这个原因，当近代以来中国传统文化发展出现明显断层，传统的宇宙观逐渐坍塌之后，中医学身体观与宇宙观之间的密切关联对大部分人而言变得陌生起来。而这种陌生，又放大了中医学身体观在解剖层面的粗疏，传统中医学的特色和优势而少有人再去深究。

上述中医学身体观的这种特点，是中医学身体观的最基本特点，也是中医学与西医学等医学体系相比较呈现出的最大特色。正是围绕这种时空化的身体，围绕时间和空间在变动之中又呈现出的一定规律性，生命变化才被赋予了一定的变易性、规律性与可预测性，这也正是《黄帝内经》强调要"法于阴阳，和于术数"的根本原因所在。李建民把这种"时空身体观"称为"数术的身体观"，并概括了它的五个鲜明特点：一是，人身体的气具有时间性与方位性，也就是说气在不同时间（包括方位）是有变化、盛衰的；二是，这种时位的变化以干支、阴阳、五行等数术符号表述，也就是把人所认识的对象符号化；三是，人身体的时位变化的节奏与天道宇宙的韵律一致；四是，天道与生命的韵律不是机械的而是感应的；五是，身体的时位性既有规律可循，所以可能被人推算或预测（李建民：《发现古脉——中国古典医学与数术身体观》，北京：社会科学文献出版社，2007年，第158－159页）。

（二）天道周行，如环无端：循环的身体

圆周之美，在不同地域的民族文化中都常有展现。从外在宇宙的运行，到身体内各种循环生理现象，不同文化与医学常可见到。

　　在中国古人的宇宙观中，日月星辰等天体作环周循环运动。"天道环周"思想是古人对自然界和人类社会发展变化规律所作的概括，指出这种发展变化是一种周流不息的环周运动。《周易》专设了复卦对这种现象的循环运动作了精辟的概括，其云："反复其道，七日来复，天行也。"王弼注释曰："阳气始剥尽，至来复时，凡七日。""以天之行，反复不过七日，复之不可远也。"这就是说周期性的循环往复运动是天地运行的基本形式。《老子》秉承了《周易》中反复的思想，将"反复其道"的"道"升格为宇宙本体意义的"道"，"有物混成，先天地生，寂兮寥兮，独立而不改，周行而不殆，可以为天下母，吾不知其名，强字之曰道"。在"道"的反复环周运动中，《老子》更注重"复"，把它视为生命的归宿，看作是万物运动和变化中的不变律则，例如"万物并作，吾以观其复"。

　　中国传统文化语境中的身体常常是类比于天地"大宇宙"的"小宇宙"，宇宙的运行变化规律在人的身体中有着鲜明的比拟。这一点在传统中医理论体系中非常明显。类比于人体，正常的生命现象中也应该存在类似的环周运行规律。例如，《灵枢·经水第十二》云："凡此五脏六腑十二经水者，外有源泉而内有所禀，此皆内外相贯，如环无端，人经亦然。"经络系统中十二经脉的经气流注从手太阴肺经开始，依次流注至足厥阴肝经，再传至手太阴肺经，首尾相接，如环无端。就五脏而言，依五行相生而形成的五脏相生理论，亦是一种环周式的资生和促进。

再如,气血津液的运行也是一种非常明显的环周运动。以气之运行为例,《灵枢·脉度第十七》有云:"气之不得无行也,如水之流,如日月之行不休,故阴脉荣其脏,阳脉荣其腑,如环之无端,莫知其纪,终而复始。其流溢之气,内溉脏腑,外濡腠理。"气运行不息,如环无端,终而复始。关于血液运行,现行的中医基础理论教材中基本上是仿照西医的体循环和肺循环,分别重新解读和建构了"心主血脉"和"肺朝百脉"的内涵。而实际上,在缺乏像西医学那样精细的解剖观察的前提下,传统中医并没有建构起类似的体循环和肺循环模式。廖育群认为,在中国古代医学的理论体系中,没有认识到以心脏为动力来源的血液循环系统,心脏"君主之官"的地位,实际上只能用于解释人类的精神活动,虽然有气血循环的思想,但气血生成与运行等生理活动的中心是"胃"(廖育群:《重构秦汉医学图像》,上海交通大学出版社,2012年,第256-270页)。基于上述时空身体观的阐释,我个人以为,传统中医对血液循环的认知,在很大程度上是基于天人关系而在身体与宇宙之间做的一种类比。这种传统认知,与西医对血液循环生理的论述,存在一定的相似,但差异也是巨大。近代以来,西学东渐日盛,近代中医在汇通中西医学理论时,便已开始引入西医解剖生理对血液循环的认识,来重新架构传统中医理论。这种模式,一直影响了今天中医基础理论"范式"的建构。

(三) 体用兼备,重在释用:功能的身体

体与用,是中国传统文化中的一对重要概念[①]。特别是近代时期,体与用成为国人对待中西文化的重要术语。1896 年孙家鼐《议复开办京师大学堂折》中道:"今中国京师创立大学堂,自应以中学为主,西学为辅;中学为体,西学为用;中学有未备者,以西学补之,中学有失传者,以西学还之。"(陈元晖主编,汤志钧、陈祖恩、汤仁泽编:《中国近代教育史资料汇编(戊戌时期教育)》,上海教育出版社,2007 年,第 225 页。)近代中医面对西医学以解剖为核心的身体观时,也将体用引入,赋予其新的医学领域的应用,用以阐释中西医学身体观的差异,以及各自的优劣所在。例如,朱沛文《华洋脏象约纂》自叙中云:"沛文少承庭训医学,迄今临证垂二十年,尝兼读华洋医书,并往洋医院亲验真形脏腑。因见脏腑体用,华洋著说不尽相同。窃意各有是非,不能偏主。有宜从华者,有宜从洋者。大约中华儒者,精于穷理,而拙于格物。西洋智士,长于格物,而短于穷理。华医未悉脏腑之形状,而但测脏腑之营运,故信理太过,而或涉于虚。如以五色五声配五脏,虽医门之至理,乃或泥而不化,则徒障于理,而立论转增流弊矣。洋医但据剖验脏腑之形状,未尽达生人脏腑之运

---

① 葛兆光认为,"中学为体,西学为用"的说法提出来可能很晚,但是这种想法可能很早就有。他以西方天文学在中国的传入为例,分析了当"体"和"用"并不一样,"道"和"器"发生严重分裂的时候,中西、体用、道器之间并不是可以说合就合,说补就补。详见葛氏著《天崩地裂——中国古代宇宙秩序的建立与坍塌》,《葛兆光自选集》,桂林:广西师范大学出版社,1997 年,第 107 - 116 页。

用,故逐物太过,而或流于固。……夫理非物则无所丽,穷理贵求其实。物非理则无为宰,格物贵彻其源。"他以体用来说明脏腑的解剖形态与功能变化,中西医学身体观相对比,以格物指称西医解剖之长,以穷理阐发传统中医学对身体动态生命功能变化的侧重。体与用,不可分离,那么格物与穷理便不能仅执其一端,中西医学身体观因之各有长短,需要折衷汇通。

传统中医学对身体的观察既关注身体各部脏腑组织的形态,更注重对其功能的阐发,可谓体用兼备,但更重在阐释其用。诚然在中医学的发展过程中,解剖学意义上的形体观察在中医学理论的构建过程中,逐渐处于次要的边缘位置,甚至中医学中许多对身体功能的阐发丝毫不是建立在解剖的基础上,但若据此而否定解剖在中医学身体观构建过程中的地位,无疑是不符合客观实际的。翻看《黄帝内经》可以很容易发现,书中对部分脏器位置及形态的大致解剖描述。而且,翻阅历代诸多脏腑图也可以看到,古人对脏腑位置的判断是大致准确的。对心、肾、胃、肠、膀胱等脏腑形态的描绘与解剖所见的粗略形态相比较,也是大致相同的,从"欧希范五脏图"我们可以很明显地看到这一点。这就说明,古人对身体的观察是基于一定的解剖基础的。这种解剖或源于宰割动物时的有意观察,或源于像古文献所记载的对反叛者戮尸时有意无意的观察。

宋仁宗庆历年间,广西地方官府处死欧希范等五十六名反叛者,对死者进行了解剖,宜州推官吴简与医生、画工观察了这些尸体的内脏器官,并由画工宋景描绘成图谱,名《欧希范五脏图》。原图已佚,明代《循经考穴编》载有《欧希范五脏图》一幅,日本医家梶原性全《顿医抄》和《万安方》也收入了一幅《欧希范五脏图》。又,宋徽宗崇宁年间,处决反叛者,李夷行对尸体内脏进行了观察,其后杨介根据李夷行的观察,

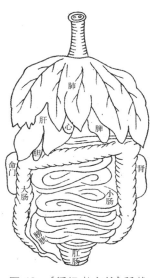

图 42 《循经考穴编》所载
"欧希范五脏图"

绘制成《存真图》。此图已佚,部分图像及文字说明存于元代孙焕重刻的《玄门脉诀内照图》中。这两种图像成为宋代以后医学著作中脏腑图的基础。

正是因为粗疏的解剖仅能认识到有限的身体,传统中医学就把观察焦点转移到身体所展现于外的功能变化。从这个角度而言,中医学对生命现象的阐释,更倾向于功能性结构,而非解剖层面的实体性结构。所以,传统中医学所讲的五脏,不同于解剖学所对应的实体性器官,而是几个脏腑组织器官共同表现出来的功能状态。正如加纳喜光所言,"中国医学在解剖学上处于

幼稚的阶段,比起一般的实体概念来,不如说更注重构想机能的概念。据此,则脏腑也可以说成是'机能的复合体',经络则是'机能现象'"(日·小野泽精一等著,李庆译:《气的思想——中国自然观和人的观念的发展》,上海人民出版社,1990年,第286页)。黄龙祥认为,经脉学说是关于"机体远隔部位纵向关连律"的解释,所以,经脉理论的价值不在于"经脉线",而在于线上的关联点(黄龙祥:《经脉理论还原与重构大纲》,北京:人民卫生出版社,2016年,第274、289页)。

理解了中医学身体观关注的焦点在于身体功能的动态变化,再重新看中医古籍中的脏腑图,便更能体会到前文所述图为写意的绘图主旨。可以发现,《黄帝内经》之后诸多脏腑图的绘制,实际上是根据粗略的解剖观察首先绘制出脏腑的大致位置,然后又根据《黄帝内经》对脏腑功能及其脏腑间联系的阐发,进一步以图像的形式来表述这些经典理论。这也是为什么传统中医脏腑图旁边常注以经典原文阐释的原因所在。例如,《灵枢·五癃津液别第三十六》云:"五脏六腑,心为之主。"明代医家张景岳注曰:"心为脏腑之主,故五脏之系皆入于心。"从人身正面、侧面脏腑图中能够看到古人在心与其余四脏之间以线相连,如《循经考穴编》更直接载有"五脏总系于心之图",这实际上是对心为五脏六腑之主的图像表达。可以说,图为写意,中医的脏腑图实际上想描绘和表达的是身体各部所展现出来的功能联系,是想通过静止的画面来传达"气"在身体中所产生的各种变化。

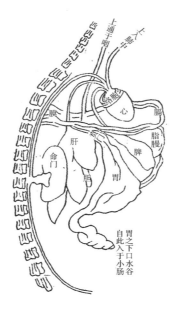

图 43　《循经考穴编》所载"五脏总系于心之图"

(四) 内外相系,各部相连:联系的身体

上文已叙,中医学理论体系中的身体是时空的身体、循环的身体、功能的身体。时空身体所表达的是身体与时间空间的密切相关性,循环的身体所表述的是在天人相应的基础上依据天道运行规律而确定的身体内部运行规律,功能的身体所强调的是中医学对身体的关注重点在于身体各部协调所表达出的整体功能效应。简言之,以上所述中医学身体观的三种特点都是在表达身体与相关联的事物之间的密切联系,或者是身体内部的诸多联系。时空的身体、循环的身体表达的是身体与宇宙时空

之间的密切联系,而功能的身体表达的是身体各部之间的密切联系,可以用"内外相系,各部相连"概括这种身体内外的联系,称之为"联系的身体"。可以说,联系的身体是对以上时空的身体、循环的身体、功能的身体的概括。

对于身体各种密切联系的构建,既然粗略的解剖还不足以了解身体每一局部的结构与功能,更何况解剖也逐渐被主流传统文化所不容许,那么,若要通过解剖在了解身体各局部结构功能的基础上,再将各局部整合为一个整体,然后再将整体有机地厘分为几个密切相关的大系统,是几乎不可能的。这就需要在粗略解剖的基础上,基于有限的事实进行大胆的推理。例如,某些脏器具有相类似的结构特点,推断它们可能具有相类似的功能,比如胃、大小肠等中空脏器可能具有传导的功用,心肝脾肺肾等实质性脏器可能具有贮藏人体精华物质的功用,那么具有类似结构与功能的器官组织便可归属于一类。又如,某些器官组织尽管结构不甚相同,但解剖位置相近,或通过其他组织相连,从而推断它们之间可能会相互配合以完成人体的某项生理活动,可以归为一个系统,肝与胆、脾与胃、肾与膀胱都是如此。但是这种推理的随意性很大,所以中医学所表述的脏器功能往往与基于解剖的西医学有着很大的差别。例如,脾胃相近,饮食物入胃在人体或动物解剖是不难观察到的,所以古人推断脾应该与胃共同参与饮食物消化,但在西医学中脾是免疫系统中的重要器官,与消化无涉。

除了上述生理观察,对疾病的切身感受也加深了古人对身体各部功能联系的理解。正常状态下的身体功能变化或许很难让人体会到身体各部的联系,但患病时身体不同部位的不舒服则很容易让人们把这些部位联系起来,认为它们从属于一个系统,身体也因此有了厘分。而且,这种联系时常突破身体各部在位置上必须相近相连的束缚,身体上下、左右、内外皆可联系在一起。例如,心绞痛时心胸部位的疼痛可沿上肢内侧向小指端放射,那么这些部位就可以联系在一起。中医学经络学说对身体的厘分便是如此,相关之部位归为一系统,以某某经命名之。同时,疾病也让古人感受到外界的某个地域、某个季节、某种气候容易导致某种疾病的形成,容易对身体的哪些部位带来不快,这样就逐渐把身体外时空的某些事物也归属于身体厘分后的某个系统之中,依据阴阳五行学说的文化厘分与架构也因之有了更多可感知的身体体验,身体的内涵也拓宽了。

　　但是,单纯依靠上述的实践观察和推理是难以完成身体的系统厘分的,中医学对身体的厘分还借鉴了传统文化思想工具的加工,例如阴阳学说和五行学说。阴阳可以将身体结构和功能大致厘分为对立统一的两个方面,然后阴阳之中又可再分阴阳。以十二经脉系统对身体的厘分为例,古人首先将经脉用阴阳厘分为二,即阳经和阴经,根据经脉循行主要部位有手足之差异,将阳经再分为手阳经和足阳经,阴经再分为手阴经和足阴经,然后阴阳三分可分为阳明、少阳、太阳、太阴、厥阴、少阴,二六一十二,即手阳明、手少阳、手太阳、足阳明、足少阳、足太阳、手太阴、手厥阴、手少阴、足太阴、足厥阴、足少阴,十二条经脉沟通全身各部将身体重组厘分为十二个部分。与阴阳相比较,五行学说则更加多维,因此中医学主要应用的是五行学说对身体进行厘分,通过五行把身体分为五个大的系统,通过五行的生克来解释系统间和谐相处而呈现出的身体正常功能变化,并把外在时空中的相关事物和现象根据其特点相应地归属于这五个系统之中。除了单一地应用五行学说和阴阳学说,中医学还将两者结合起来厘分身体,十二经脉系统的最终形成便是如此,前述阴阳厘分的手足十二经只有与五行厘分的五脏系统相结合方能真正实现"内属脏腑、外络肢节"。

　　在中西医学关于身体联系性的阐发上,有必要做进一步的说明。任何医学都不可能把身体各部作为孤立的研究对象,即使相对孤立的身体各部的单独研究,最终也要放置于身体的整体环境中进行综合研究,考虑身体各部分之间的互相影响与协同作用机制。现代医学的发展也越来越把这种研究趋势推向细致。从这个角度而言,今天中医学界一直将"整体观念"作为中医学的特色和中西医学的区别,是不准确的。强调人自身是一个整体,不是中医学所特有的。只能说,中医学建构与认识身体整体性的方式方法是有别于其他医学的,是中医学的特色。这种特色集中体现在把身体所表现的整体正常生命功能与病理反应变化划分为几个大的类别,以高度凝练的符号化术语加以概括。在概括身体所表现的整体生理功能时,中医学确立了以五脏为核心的藏象学说,把身体从外在形体官窍直至体内脏器所表现出的一系列功能归属于五脏,五脏亦因此具有明显的符号意义。也正因如此,若不明白中医学表达身体联系的方式,试图把某一整体所呈现出来的某种功能定位到单一的脏器上,是很难诠释五脏内涵的发生原理的。但同时需要注意的是,五脏的符号化意义并不是要否定五脏的客观物质属性,并非是说中医学的五脏完全是哲学思辨的产物。中医学的五脏必定对应着一定的身体物质结构基础,只不过是说这种对应并非是简单地一一对应于现代医学所讲的内脏器官,而常常是对应于几种器官或组织。这一点是需要中医学脏腑理论现代研究审慎处理的。在概括身体所呈现出的综合病理反应变化时,中医学亦常应用五脏五行"符号",把病因病机归于五行之生克制化异常,五脏五行俨然成为一种临床辨证的模板,使诸多复杂的身体变化变得条理化和规律化。这样的符号还有很多,例如,中医学常用六经来概括身体的异常改变,六经经络说、六经气化说……都似乎很难用单一的定义来诠释六经的内涵。实际上,六经就是概括身体变化的一种工具,这种身体变化必然对应着一定的身体实体器官组织,但中医学身体观不把关注的重点放在这里,而放在用相对简单规律的符号来概括和解释这种复杂纷繁的变化。这也是中医学身体观视野中的"功能的身体"所决定的,既然对生命机制的阐发重功能而轻形质,那对身体功能异常的阐释也必然注重对诸多联系失常的阐发,而轻于对身体形质异常的追问。

第四讲
中医学身体观的构建与嬗变

在中国古人的认识中，身体的结构、功能与外在时空是紧密联系在一起的，既有肉体的、也有情感的，既有自身的、又有外在的，身体如此庞杂，理解起来确非易事。为了认识上的方便，中医学对这复杂的身体进行了厘分，将表面上看起来相对零散的身体各部分联系起来，依据其相关性的紧密程度，划分为几个大系统，进而通过各系统间的关联来阐发身体呈现于外的纷繁功能变化，使之变得条理，再将外界自然、社会相关的事物和现象与这些系统联系起来，如此便形成了一个有机的身体，一个可以被掌控和解释的身体。

身体的厘分并非是一成不变的，在中医学发展的不同历史时期，受当时社会文化背景的影响，往往会采用不同的方法来厘分身体，采用当时流行的文化思想来诠释这种厘分后的身体。

回顾中医学的发展历史,后世出土的汉代之前的古医籍对身体的描述还是略显零散而不成系统,以汉代《黄帝内经》的集结成书为标志,中医学对身体有了较为系统和成熟的厘分,并作为一种经典而成为后世医家认知中医之"范式",其间至明清时虽稍有变化,但本质上未曾改变。近代以来,在整个社会崇尚西学的文化背景中,受西医学的影响,近代医家对传统的身体厘分进行了改造,在古代医家所论身体的基础上,参照西医学知识重新架构,形成了新的身体理论,一直影响至今。

一、中医学传统身体观的构建

所谓中医学传统身体观,是相对于近代时期中医学面对西医学身体观的冲击,通过中西汇通而构建的新的身体观而言的。中医学传统身体观真正意义上的构建,固然以《黄帝内经》的集结成书为标志,但《黄帝内经》中这个经典身体观模式的构建,并非无源之水,凭空而来,《黄帝内经》之前方技、数术之学所作的铺垫至关重要。而且,在《黄帝内经》中依然保留了早期方技数术之学的蛛丝马迹,可供我们了解中医经典的建构,是多元的、复杂的。只是,时过境迁,即使是对于今天的中医研究者而言,方技、数术也往往是陌生的。

(一) 方术之学与中医学身体观

方术,即方技与数术之学的合称。李零讲:"中国文化始终存在着两条基本线索,不可偏一而废。过去,学界对中国古代文化的认识往往注意的只是从百家争鸣到儒家定于一尊这一过程,而很少考虑在先秦诸子'之前'和'之下'还有以数术方技之学为核心的各种实用文化。……中国文化还存在着另外一条线索,即以数术方技为代表,上承原始思维,下启阴阳家和道家,以及道教文化的线索。"(李零:《中国方术正考》,北京:中华书局,2006 年,第 11 - 12 页)而且,研究天道的数术之学,与研究生命的方技之学,都有自己的学术传统、知识体系和概念术语。但是在中国近代化的过程中,这种学术传统、知识体系和概念术语却往往被淘汰、替换,甚至是全盘西化,惟一得以幸存的只有中医(李零:《中国方术正考》,第 15 页)。

《汉书·艺文志》称方技之学为"生生之具",分为医经、经方、房中、神仙四类。唐代颜师古云:"方技,医药之书。"这种界定,实际上并不准确。因为除了医药之书外,方技之学还包括大量的房中、神仙之书。而且,就马王堆汉墓出土的方技类文献来看,房中、神仙类著述的数量要远远多于医经、经方这些狭义的医药之书。正如李零所言,"方技"一词大概与"医方"和"医技"的概念有关,它是以医学做基础,但"方技"并不等于医学,范围要比医学更广,除实用的医药知识,还包括许多内容复杂的养生术,与古代的神仙家说有不解之缘,仍然带有巫、医不分的原始特点(李零:《中国方术正考》,第 238 页)。李建民认为,"就《汉志》方技四支的排序,医经经方在前,房中神仙在后,不过就上述技术在历史上得志先后可能正好相反。换言之,被宋以下人视为不经、误入歧途的房中神仙之学,原本是方技正宗"(李建民:《发现古脉——中国古典医学与数术身体观》,第 53 页)。但是以今天的社会文化背景为参考,我们很难想象和理解当时房中、神仙等方技之学的盛行,甚至是凭想当然地予以否定。

所谓"数术之学",实际上就是古人对于宇宙天地之道或言规律的认识。"数术",或称"术数",李零认为,其内涵大概与"象数"的概念有关。"象"是形于外者,指表象或象征;"数"是涵于内者,指数理关系和逻辑关系。它既包括研究实际天象历数的天文历算之学,也包括用各种神秘方法因象求义、见数推理的占卜之术。虽然按现代人的理解,占卜和天文历算完全是两类东西,但在古人的理解中,它们却是属于同一个体系。因为在他们看来,前者和后者同样都是沟通天人的技术手段(李零:《中国方术正考》,第 26 页)。在古人的思维中,天地所呈现出来的自然规律,是人类需要遵奉的根本原则和终极原理,恰如《老子》所言:"人法地,地法天,天法道,道法自然。"或者说,人的生命这个"小宇宙"的运行,必须与天地"大宇宙"的运行规律相一致,才能保证生命的正常与和谐。这就是探讨人体生命的"方技之学",与研究宇宙自然规律的"数术之学",两者之间的密切关联所在。古人常将数术与方技之学放在一起进行讨论,如阮孝绪《七录》将数术与方技并称为"术技录"。正是因为这个原因,对于身体的体验以及观察生命所获得的感性认识,都有赖于数术思想进行归纳,使之系统化和理论化。正如李建民所言:"所谓阴阳家,不只包括一般人所熟悉的邹衍遗说,而主要是早在这之前就活跃的祝宗卜史在天文历数、仪式操演与龟筮占卜所提炼的'四时、八位、十二度、二十四节'等所谓数度之学。"（李建民：《发现古脉——中国古典医学与数术身体观》，第 55 页）

《黄帝内经》中所展现的"身体"早已是一个融合身体内外诸多要素、极为系统化的"身体"。若想了解这个"身体"是如何建构起来的，恐怕并非是仅仅通过分析其中已经非常成熟的阴阳学说、五行学说、精气学说等，与逐步确立起来的经典"精英"式诸子百家之说的关系，就能够全部实现的。因为，"思想与学术，有时是一种少数精英知识分子操练的场地。它常常是悬浮在社会与生活的上面的，真正的思想，也许要说是真正在生活与社会支配人们对宇宙的解释的那些知识与思想，它并不全在精英和经典中"（葛兆光：《中国思想史·导论·思想史的写法》，第 11 - 12 页）。而且，在战国秦汉墓葬考古所出土的古文献中，占绝大部分的竟然是数术、方技类文献，这类文献作为随葬品在不同地方的不同墓穴中出现，说明并非是墓穴主人一个人的读书喜好，而是当时整个社会的文化思潮。恰如葛兆光所言，"考古发现的大量数术方技文献，促进了对于古代中国一般知识与思想世界的认识，也改变了思想史的注意焦点。……出土文献却有相当大的部分恰恰是'兵书'、'数术'与'方技'，天象星占、择日鬼卜、医方养生、兵家阴阳的知识在古代随葬文献中的数量，表明它实际上在生活世界中占了相当大的分量，也常常是古代思想的知识背景：比如占卜中所依据的阴阳五行的技术操作方法，与古代中国人对大宇宙和小宇宙的观念有关；医药学中的很多知识，也与古代中国人的感觉体验有关;而天象地理之学,更是古代中国思想合理性的基本依据"(葛兆光:《中国思想史·导论·思想史的写法》,第 102 页)。

考虑到方技、数术与中医学的关联是个宏观的话题,本讲仅以扁鹊和《黄帝内经》中的"九宫八风"为例,通过扁鹊医学与方技之学知识体系的关联说明早期医学知识体系的复杂性,通过"九宫八风"说明从早期数术之学向《黄帝内经》中阴阳五行学说的演进。

1. 扁鹊言医,为方者宗

扁鹊作为正史记载的第一位医家,司马迁称其为"方者宗"。方,即是方技。扁鹊既然为方技之宗,那么狭义的医学知识之外,房中、神仙等方技知识也是他重要的知识构成,仓公淳于意作为扁鹊学派的医家之一,其知识也大致如此,扁鹊仓公列传的相关记载可为佐证。

《汉书·艺文志》中载:"医经者,原人血脉、经络、骨髓、阴阳、表里,以起百病之本,死生之分,而用度箴石汤火所施,调百药齐和之所宜。"从这段表述来看,与今本《黄帝内经》以阴阳、五行、五脏六腑、十二经脉、精气血津液等为核心建构的理论体系有很大不同,尽管《黄帝内经》中有血脉、经络、骨髓、阴阳、表里的阐释,但并不是核心和主体。这也从另外一个角度,佐证了今天所见《黄帝内经》并非《汉书·艺文志》医经部分所著录者,应该称之为"今本《黄帝内经》"。与《黄帝内经》不同,《史记·扁鹊仓公列传》中所记载的扁鹊过虢诊太子的整个过程,论病以阳脉、阴脉、阴阳为核心①，扁鹊过齐诊桓侯则以血脉、骨髓、表里为核心②，这与《汉书·艺文志》对医经的表述完全一致。不仅如此，从治疗手段来看，《汉书·艺文志》所记载的"箴石汤火"、"调百药齐和"，针、砭、汤剂并用，《史记·扁鹊仓公列传》的记载也与之相同。例如，扁鹊治虢太子，"乃使弟子子阳厉针砥石，以取外三阳五会。有间，太子苏。乃使子豹为五分之熨，以八减之齐和煮之，以更熨两胁下"；诊齐桓侯，疾病由表入里，由浅入深，采取的治疗措施分别为：腠理用汤熨，血脉用针石，肠胃用酒醪。这表明，《史记·扁鹊仓公列传》中的记载要比今本《黄帝内经》更加接近《汉书·艺文志》的表述，《史记》的记载很有可能源自《汉书·艺文志》医经部分所著录的《扁鹊内经》《扁鹊外经》。换言之，尽管《扁鹊内经》《扁鹊外经》今已亡佚，但结合《史记》和《汉书·艺文志》可大致了解它们的内容主旨。从这个角度而言，《史记·扁鹊仓公列传》的记载佐证了扁鹊为"方者宗"，便是方技之宗，在当时社会影响极大。

---

① 扁鹊曰："若太子病，所谓尸厥者也。夫以阳入阴中，动胃缠缘，中经维络，别下于三焦、膀胱，是以阳脉下遂，阴脉上争，会气闭而不通，阴上而阳内行，下内鼓而不起，上外绝而不为使，上有绝阳之络，下有破阴之纽，破阴绝阳，色废脉乱，故形静如死状。太子未死也。夫以阳入阴支兰藏者生，以阴入阳支兰藏者死。凡此数事，皆五藏蹶中之时暴作也。良工取之，拙者疑殆。"

② 扁鹊过齐，齐桓侯客之。入朝见，曰："君有疾在腠理，不治将深。"桓侯曰："寡人无疾。"扁鹊出，桓侯谓左右曰："医之好利也，欲以不疾者为功。"后五日，扁鹊复见，曰："君有疾在血脉，不治恐深。"桓侯曰："寡人无疾。"扁鹊出，桓侯不悦。后五日，扁鹊复见，曰："君有疾在肠胃间，不治将深。"桓侯不应。扁鹊出，桓侯不悦。后五日，扁鹊复见，望见桓侯而退走。桓侯使人问其故。扁鹊曰："疾之居腠理也，汤熨之所及也；在血脉，针石之所及也；其在肠胃，酒醪之所及也；其在骨髓，虽司命无奈之何。今在骨髓，臣是以无请也。"

其次，扁鹊既然为方技之宗，那么他的知识谱系便不仅仅是今天狭义的医学知识，或者说不可能仅仅是医经、经方，房中、神仙也一定是其中重要的组成部分。从这个角度而言，《史记·扁鹊列传》所记载的长桑君传授给扁鹊的"禁方书"，其中一部分很可能便是房中、神仙类著作，与医经、经方类著作相比，它们的传授自然更为私密。另外，《太史公自序》云："仓公可谓近之（即扁鹊）矣。"《仓公列传》记载，公乘阳庆对仓公淳于意曰："欲尽以我禁方书悉教公。"淳于意自言："受其脉书上下经、五色诊、奇咳术、揆度阴阳外变、药论、石神、接阴阳禁书。"这也表明"接阴阳禁书"这样的房中文献是"禁方书"的一部分。从这个角度而言，《黄帝内经素问·阴阳应象大论篇第五》载："帝曰：调此二者（即阴阳）奈何？岐伯曰：能知七损八益，则二者可调，不知用此，则早衰之节也。"七损八益，即房中应避忌的七种操作和倡导的八种有益操作，本书后面章节还有详论，暂不赘述。这样的房中理论得以被医学作为调摄人身阴阳的关键，就不显得突兀和难以理解，这与上述扁鹊学派一样，是汉代方技之学背景下医者知识谱系的真实展现。

如果说上述分析多是猜测，那么扁鹊学派的其他文献也可为佐证。以《黄帝八十一难经》为例，该书虽是托名黄帝，旧题秦越人所作，但作为扁鹊学派的著作则是无可争议。《难经》将"肾间动气"作为生命的本原，其第八难云："诸十二经脉者，皆系于生气之原。所谓生气之原者，谓十二经之根本也，谓肾间动气也。此五脏六腑之本，十二经脉之根，呼吸之门，三焦之原。"第六十六难云："脐下肾间动气者，人之生命也，十二经之根本也，故名曰原。"而肾间脐下丹田位置，恰恰是方技之学房中、神仙类文献反复阐发的核心，这在马王堆出土的房中、神仙类文献中有明显体现。又如，《黄帝内经素问·五脏别论篇第十一》中黄帝问岐伯曰："余闻方士，或以脑髓为脏，或以肠胃为脏，或以为腑。"以脑髓为脏腑，与《黄帝内经》的五脏（肝、心、脾、肺、肾）六腑（胆、小肠、胃、大肠、膀胱、三焦）明显不同，而脑髓恰恰是房中、神仙等方士阐发精气在上下丹田之间周天循环时的重点。

再次，除了出土文献的记载，山东出土汉画像石等文物亦可作为研究佐证。例如，在山东微山县两城乡出土的一些汉画像石中，有一人首鸟身的医者持针疗病（右图画像石上下三层图案的第二层最左侧），学界多将其命名为扁鹊行针汉画像石。其中一块现存山东曲阜孔庙宰生处。去孔庙游览的人很多，但很少有人走到东北角偏僻的宰生处，我也是在一个很偶然的机会才发现。

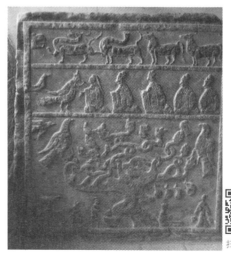

扫码看原图

图44　山东曲阜孔庙所藏微山县
出土汉画像石之一

以往研究多以神话和汉代民间信仰视之,但如果从上文分析的方技之学入手,便可明白此画像石本身就表明了扁鹊与方技神仙之学的密切关联。《黄帝内经素问·异法方宜论》中讲:"东方之域,天地之所始生也,鱼盐之地,海滨傍水,其民食鱼而嗜咸,皆安其处,美其食,鱼者使人热中,盐者胜血,故其民皆黑色疏理,其病皆为痈疡,其治宜砭石。故砭石者,亦从东方来。"山东古称东夷,以鸟为图腾,在山东出土这块人身鸟首的扁鹊行针汉画像石,看来并不是一种偶然和巧合吧。

2. 九宫八风

读过《射雕英雄传》的一定对九宫格不陌生,小说第二十九回瑛姑给黄蓉出的题,"将一至九这九个数字排成三列,不论纵横斜角,每三字相加都是十五,如何排法?"黄蓉答道:"九宫之义,法以灵龟,二四为肩,六八为足,左三右七,戴九履一,五居中央。"这个数字填九宫格的小游戏,实即非常有名的洛书,如下图所示。

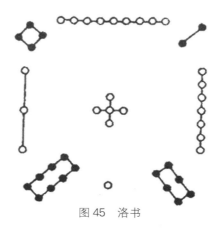

图 45　洛书

　　九宫格的形式,在中国传统文化中多有体现。例如九九消寒图,虽不是数字相加为 15 的排列,而是将笔划为九画的九个字,填于九宫格之中,九九八十一画,从冬至那一天开始,每天用笔描填一画,九九八十一天后,便是冬尽春来之日。徐珂《清稗类钞·时令类·九九销寒》:"宣宗御制词,有'亭前垂柳珍重待春风'二句,句各九言,言各九画,其后双钩之,装潢成幅,曰九九销寒图。题'管城春色'四字于其端。南书房翰林日以阴晴风雪注之,自冬至始,日填一画,凡八十一日而毕事。"

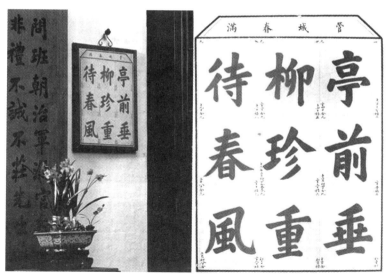

扫码看原图

图 46　故宫所藏九九消寒图

　　《黄帝内经》也将九宫模式引入医学,《灵枢·九宫八风》有云:"太一常以冬至之日,居叶蛰之宫四十六日,明日居天留四十六日,明日居仓门四十六日,明日居阴洛四十五日,明日居上天四十六日,明日居玄委四十六日,明日居仓果四十六日,明日居新洛四十五日,明日复居叶蛰之宫,曰冬至矣。太一日游,以冬至之日,居叶蛰之宫,数所在日,从一处至九日,复返于一。常如是无已,终而复始。"我们可以依据这段表述,绘图如下:

立夏 阴洛	夏至 上天	立秋 玄委
春分 仓门	招摇	秋分 仓果
立春 天留	冬至 叶蛰	立冬 新洛

图 47　太一行九宫示意图

　　《黄帝内经》将九宫与医学对身体的认知相结合,最终目的还是基于天人合一的角度,强调身体需要在宇宙时空变化的不同阶段采取积极措施避免自然界邪气之侵扰,防止疾病的产生。《灵枢·九宫八风》中云:

　　"是故太一入徙立于中宫,乃朝八风,以占吉凶也。风从南方来,名曰大弱风,其伤人也,内舍于心,外在于脉,其气主为热。风从西南方来,名曰谋风,其伤人也,内舍于脾,外在于肌,其气主为弱。

风从西方来,名曰刚风,其伤人也,内舍于肺,外在于皮肤,其气主为燥。风从西北方来,名曰折风,其伤人也,内舍于小肠,外在于手太阳脉,脉绝则溢,脉闭则结不通,善暴死。风从北方来,名曰大刚风,其伤人也,内舍于肾,外在于骨与肩背之膂筋,其气主为寒也。风从东北方来,名曰凶风,其伤人也,内舍于大肠,外在于两胁腋骨下及肢节;风从东方来,名曰婴儿风,其伤人也,内舍于肝,外在于筋纽,其气主为身湿。风从东南方来,名曰弱风,其伤人也,内舍于胃,外在肌肉,其气主体重。"

这段看起来很复杂的表述,可以转换为下图,身体与时空的对应性,身体与疾病的避忌关系便一目了然。

东南 弱风 胃、肌肉	南 大弱风 心、脉	西南 谋风 脾、肌
东 婴儿风 肝、筋纽	中央	西 刚风 肺、皮肤
东北 凶风 大肠、两胁腋骨下及肢节	北 大刚风 肾、骨与肩背之膂筋	西北 折风 小肠、手太阳脉

图48 《灵枢·九宫八风》八风侵袭身体示意图

　　仔细对比不难发现,《灵枢·九宫八风》所代表的身体知识,以及身体与时空的比附和同类归属,与《黄帝内经》中的以阴阳五行学说类分和构建的身体知识,存在很大的不同。例如,脾居西南方应于立秋,肾应骨与肩背之膂筋,小肠应手太阳脉,胃应肌肉,大肠应两胁腋骨下及肢节。张灿玾认为这些对应关系,在《素问》《灵枢》其他篇中尚难找到理论上的依据,从而说明,本篇所言八风伤人,其内舍与外在之处,在理论上虽与《素问》《灵枢》别篇所论五行、五时、五脏体系有某些相同或相近之处,然其不同之处亦有之,可明显看出其立说并非同源(张灿玾主编,张灿玾、徐春波、张增敏编写:《黄帝内经文献研究》,上海中医药大学出版社,2004 年,第 128 页)。不但其说来源不同,而且《灵枢·九宫八风》中对脏腑与形体的对应关系上,既存在一脏或一腑与形体多个部位相应的情况(如肾、大肠之外应),又存在不同脏腑所主之外应性质不相类的情况(如小肠应手太阳脉,而其他脏腑对应形体之一部分),与《黄帝内经》中以五行学说架构脏腑的篇章相比,显得更为古朴、原始。因此,可以说,《灵枢·九宫八风》反映了更为早期的医学与数术社会思潮相结合的面貌。

　　《黄帝内经》太一行九宫的数术模型实际上就是古代式盘中的一种,其运作机制在《易纬乾凿度》等古代文献中有详细记载。其形制也得到了考古发现式盘实物的证实,例如下图所示安徽阜阳双古堆 M1 出土的西汉初期"太乙九宫占盘"。

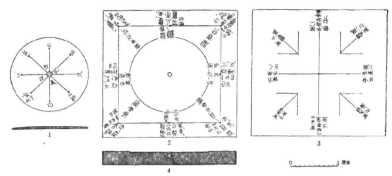

图49 安徽阜阳双古堆 M1 出土的西汉"太乙九宫占盘"
1. 天盘 2. 地盘 3. 地盘背面 4. 剖面

上图式盘，由天盘和地盘两部分构成，天盘形圆，地盘形方，以模拟天圆地方之象，这与先秦至两汉时期广为流行于社会上的"盖天说"相一致。天盘用四条两两正交的直线把盘面八等分，在每条直线两端分别刻有"一君"对"九百姓"，"二"对"八"，"三相"对"七将"，"四"对"六"。

我们可把其变化为右图，"吏"居中央，其社会位置亦正好介于君与百姓之间。君一位北，像人君坐北面南。百姓位南，像臣民北事君主。相位于东，将位于西，左文右武。与社会政治秩序相类。

四	九 百姓	二
三 相	（五） 吏	七 将
八	一 君	六

图50 "太乙九宫占盘"
天盘九宫示意图

　　这个式盘实际上就是按照九宫数分注在各条直线两端。天盘的中央,亦即九宫的中宫,便是"北极",或称"太一",所居之处。地盘的正面以冬至、夏至、春分、秋分居于四正,分别与天盘之"一君"、"九百姓"、"三相"、"七将"相对应。立春、立夏、立秋、立冬分居于四隅,分别与天盘之八、四、二、六相对应。《灵枢·九宫八风》有与之一致的论述,其云:"太一在冬至之日有变,占在君;太一在春分之日有变,占在相;太一在中宫之日有变,占在吏;太一在秋分之日有变,占在将;太一在夏至之日有变,占在百姓。"

(二) 阴阳五行学说与《黄帝内经》身体观的构建

　　在古人的思维中,形成一切事物"理""法"的根本就是宇宙时空所呈现出来的规律和准则,一切事物只有以一定的方式与宇宙时空密切相连并协调相系,才能说这种事物获得了其存在和发展的根本原由和动力。传统中医学的发展也不例外,一切有关于身体的经验和知识,必须经过时空理法的"包装",才能以与整个传统文化相协调的理论外貌,为人们所理解、认可和传承,正如李建民所讲:"晚周以下,中国古典医学的经验、技术演变到'医经'复杂的体系,尚需一跃,这一跃变的历史动力之一是阴阳数术之学的介入。"(李建民:《发现古脉——中国古典医学与数术身体观》,第 55 页)

　　阴阳与五行学说的起源很早,究竟起源于何处,不同学者往往持有不同的论点,在此不再一一引述。但是在促使阴阳、五行学说不断趋于成熟的诸多因素中,如上文所述,早期数术之学所讨论的时间与空间概念,对阴阳与五行各自逐渐抛却原始的面貌,而以更加抽象化、理论化、凝练化的形态,来概括和阐释宇宙中事物自身的发展演变与事物间的相互作用,却起到了关键性的促进作用。正如李零所讲,"从式占派生的阴阳五行学说在战国秦汉时期特别盛行,这是一种非常重要的历史现象(术语'枢轴时代'的现象)"(李零:《中国方术正考》,第 31 页)。而且,以星占历算为核心的早期数术之学,在应用式盘等工具模拟宇宙时空时,已经有意识地通过天盘与地盘的协调配合应用来展现宇宙时空之合和与变动,这种时空结合的意识,也为后来阴阳与五行两种学说之间的结合奠定了基础。白奚认为,中国古代文化是以阴阳五行说为框架的,但是在《管子》之前,阴阳与五行往往各自成说,以《管子》中的《幼官》《四时》《五行》《轻重己》诸篇为代表,《管子》实现了阴阳五行的合流,之后的邹衍、《吕氏春秋》、《淮南子》、董仲舒等又对其进行了不断修补、充实和完善(白奚:《中国古代阴阳与五行说的合流——〈管子〉阴阳五行思想新探》,《中国社会科学》1997 年第 5 期,第 34 页)。这就是阴阳五行学说由相对各自分离的状态,经由早期数术时空观念的铺垫,而后逐渐统一融合的大致发展脉络。

在马王堆出土的古医籍文献中(狭义的医学文献,不包括房中、神仙类文献),"阴阳"已用以标识经脉之名称,如《足臂十一脉灸经》《阴阳十一脉灸经》,但至于五行的系统论述,却未曾涉及。而在《黄帝内经》中，有关阴阳五行学说的内容几乎贯串全书。朱谦之在其《周秦诸子学统述》中讲："今者《素问》之'金匮真言论'、'阴阳离合论'、'天元纪大论'、'五运行大论'、'五常政大论'，则皆阴阳家之言可考也。"（朱谦之：《古学卮言》，上海泰东图书局，1922 年，第 139 页）阴阳与五行相结合，用阴阳以阐释五行生克制化的内在机制，以五行来演绎和体现阴阳之互根与制约，更加凸显了彼此的理论内涵，拓展了彼此的应用范围。而且，阴阳五行的结合，也使时间与空间彼此间的互相阐释变得更为贴切和自然。四时之阴阳盛衰寒热变化，与五方之五行特点，可以互为诠释和说明。例如，《素问·阴阳应象大论》云："东方生风，风生木，……南方生热，热生火，……中央生湿，湿生土，……西方生燥，燥生金，……北方生寒，寒生水。"这是用四时之气候特点来说明五方五行之属性。《素问·金匮真言论》云："所谓得四时之胜者，春胜长夏，长夏胜冬，冬胜夏，夏胜秋，秋胜春，所谓四时之胜也。"这就是以阴阳之盛衰来区分四时，又以四时说明五行之特点，并用四时为符号来说明和演绎五行之相胜。又如，《素问·金匮真言论》云："东风生于春，病在肝，俞在颈项；南风生于夏，病在心，俞在胸胁；西风生于秋，病在肺，俞在肩背；北风生于冬，病在肾，俞在腰股；中央为土，病在脾，俞在脊。"这是把五方与四时相结合，来说明邪气之致病特点。

《黄帝内经》中不同时期许多学派的理论都有所渗透和保留，但其中占主流的，无疑是以成熟系统的阴阳五行学说作为时空理论的主体思想，来分类和归纳有关于身体结构与功能的认识,以及身体与外界时空的密切关联,形成了以五脏为核心而不断向身体各部乃至是外界时空延伸的身体理论系统,我们可以概括称之为"时空藏象"的身体。"时空"所表达的内涵,主要包括两个方面:一是,用以表示身体在宇宙中所处的时间空间位置,以及这个位置在身体中的投射,亦即宇宙时空中的事物或现象与身体的配属关系。中医学着重阐发的是四时和五方以及能体现四时五方特性的事物或现象与身体的配属关系。二是,时间和空间变化对于身体的影响,中医学着重阐发的是四时阴阳之盛衰变化和以五行为框架而加以归纳的地域气候等因素对身体生理的影响,以及它们所致病证在身体上所呈现出的某些倾向性。"藏象",用以表示传统中医学脏腑理论系统与其他医学相比较而所独有的特色。这种特色主要体现在,脏腑系统是以具体的内脏为基本物质基础,但不拘泥于形态学的束缚,而又融合了把身体各部作为一个整体而显现出的整体功能,并依据这种功能把相关的能够体现这种功能的形体官窍等身体各部以及情志归属于其中。

《素问·五藏生成》有云:"五脏之象,可以类推。"依据五脏的基本功能,确立了五脏的时空对应关系后,便可以类推的方式,把身体内外具备相似属性的事物或现象统统纳入相对应的五脏系统之中。同时必须要了解,中医学借鉴了传统文化中的阴阳五行学说来构建自己的身体理论,所以在论述以五脏为核心的身体时,常把传统文化中庞大的五行比附系统,亦归并于五脏系统之中。五脏系统因此显得非常庞大,并且其中亦不乏存在大量的盲目比附。所以,对于五脏与外界时空中许多事物和现象的比附,不同之处可能会有不同的比附形式,大可不必拘泥于此,而硬要找出其中的因果关系。但是我们不可以偏概全来否定整个时空藏象体系,因为在这个系统中,处于最核心位置的、与身体本身密切有关的、以"脏—腑—形体官窍—情志"为主体的对应关系,时至今日依然体现着它强大的对养生与临床诊治的指导意义。在《素问·宣明五气》中曾把这些核心内容,集中于一篇,分类为"五味所入"、"五气所病"、"五精所并"、"五脏所恶"、"五脏化液"、"五味所禁"、"五病所发"、"五邪所乱"、"五邪所见"、"五脏所藏"、"五脏所主"、"五劳所伤"、"五脉应象"几种,这也说明了尽管医家把传统文化中的比附亦引入中医学中,但是医学所强调的重点却并不包含这些知识。

以五脏为核心的时空藏象身体观形成后,成为传统中医学阐释身体生理与病理机制、制定养生原则以及临床辨治方法的重要指导。以肾为例,养生时需要根据所对应的冬令闭藏特点,"勿扰乎阳,早卧晚起,必待日光,使志若伏若匿,若有私意,若已有得,去寒就温,无泄皮肤,使气亟夺",否则"逆之则伤肾,春为痿厥,奉生者少"(《素问·四气调神大论》)。疾病之形成亦呈现一定的季节性和脏腑选择性,如《素问·咳论》云:"人与天地相参,故五脏各以治时,感于寒则受病,微则为咳,甚者为泄为痛。乘秋则肺先受邪,乘春则肝先受之,乘夏则心先受之,乘至阴则脾先受之,乘冬则肾先受之。"《素问·至真要大论》云:"诸寒收引,皆属于肾。"五脏病证的发展也随时令之改变而呈现或轻或甚的变化,如《素问·藏气法时论》云:"病在肾,愈在春,春不愈,甚于长夏,长夏不死,持于秋,起于冬。……肾病者,愈在甲乙,甲乙不愈,甚于戊己,戊己不死,持于庚辛,起于壬癸。"再如,《红楼梦》第十回"金寡妇贪利权受辱 张太医论病细穷源"中,张太医认为秦可卿的病源于"忧虑伤脾,肝木忒旺",脾在志为思,忧思伤脾,脾气本虚,又加上肝木太旺,木能乘土,其病益甚。所以给她开了补脾和肝的方子,抑木扶土,使脾、肝重归于正常。张太医对秦可卿之病的预后,做了"今年一冬是不相干的,总是过了春分,就可望全愈了"的论断。刘心武先生在《百家讲坛》的讲座中,认为"这张太医给秦可卿看病,话都是黑话。开的药方子也很古怪",是政治性暗示。但从中医专业视角来看,此论断还值得商榷。《素问·藏气法时论》中云:"病在肝,愈于夏,夏不愈,甚于秋,秋不死,持于冬,起于春。"若从"藏气法时论"对肝病发展整个过程的判断来看,倒不见得是多么复杂深奥的问题。秦可卿之病与肝之失常最为密切,由《内经》所立法则可知,当"持于冬,起于春"。

至于身体本身各部互相影响而产生的各种变化,这种时空藏象的身体,最奇妙的地方便是,如果触动这个整体中无论是内在还是外部的一个点,便会引起整体内一连串的变化。这种变化的产生,或由外在形体官窍而及内在的脏腑,或由内在脏腑功能失常而表现于外部的形体官窍。总之,内外相应,可由一个局部来了解和调节整体。临床辨治时,既要考虑本脏的时空功能特点,又要考虑不同脏腑功能间所呈现出的生克制化关系,而确立相应的治疗原则和方法。如《素问·藏气法时论》云："肾主冬,足少阴太阳主治,其日壬癸,肾苦燥,急食辛以润之。开腠理,致津液,通气也。"该篇又云："肾欲坚,急食苦以坚之。用苦补之,咸泻之。""肾苦燥,急食辛以润之"主要讲的是四时五行意义上的治疗法则,即金水相生原则在肾水亏耗病证中的应用,与此相对应"肾欲坚,急食苦以坚之"则是五行相克以泄为补。后世医家治肾常黄柏、知母合用,正是《素问·藏气法时论》中"辛以润之"和"苦以坚之"在临床中的体现。

(三) 道教与中医学身体观

中国传统文化对中医学的形成与发展起到了重要的促进作用,可以说,如果没有中国传统文化对生活与医疗实践经验的概括和模塑,那么中医学很难形成其基本框架与面貌。道家思想作为中国传统文化的主流之一,它对生命自身以及天人关系的深刻理解,对中医学影响极大,中医学的奠基之作《黄帝内经》的书名便充满了浓郁的黄老气息。所以,尽管诸如儒家、阴阳家等中国传统文化思想都对中医学理论的构建产生了许多影响,但其中道家思想影响最大。道教将道家思想作为其立教的文化思想基础,它与中医学在身体观、疾病观与治疗观上存在很大的相似性,彼此又曾互相借鉴与融汇,形成了颇具特色的道教医学,是中国本土宗教文化与医药文化结合的典范。

道教与前述方技、数术之学密切相关,李零认为:"秦汉以后的中国本土文化也分两大系统,即儒家文化和道教文化。

……道教文化是以数术方技之学为知识体系,阴阳家和道家为哲学表达,民间信仰为社会基础,结合三者而形成。"(李零:《中国方术正考》,第 11 页)就方技之学的房中与神仙而言,房中术在唐代以后,以相对隐蔽的方式流传于道教内部的若干派别,部分内容散见于道家著作中。房中与流行于当时社会的阴阳、五行、八卦、九宫以及天干地支等相结合,成为道教神秘的修炼仪式。宋元以降,随着道教内丹术的盛行,房中技术与术语又被内丹修炼中的阴阳、铅汞所包装,变得更为隐蔽。神仙的内涵非常丰富,包括导引、行气、服食等多种养生术,即使是后来道教中所讲的"神仙",李零认为也是来表达一种养生境界,"推其源仍是出于方技之学"(李零:《中国方术正考》,第 14 页)。可见,医经、经方所归属的中医学,与融入房中、神仙的道教,或言中医学与道教的早期发展形态,本来便拥有共同的知识背景与生命认知。

明代医家李时珍在其《奇经八脉考》中评价张紫阳《八脉经》时讲:"紫阳《八脉经》所载经脉,稍与医家之说不同。然内景隧道,惟返观者能照察之,其言必不谬也。"返观照察,实即是"内求"的方法,李时珍对其予以了肯定。在中国传统文化中,身体并不是静止的肌肉骨骼的堆积,而是"形"与"气"的结合,气依附于形而存在,形依赖于气而灵动。身体是鲜活的、运动的,生命是生生不息的,对身体的体验和理解,自然不能等同于对尸体的解剖,认识它的最好方式便是反躬体认。所以,中国传统文化所强调的内求,是一种"活解剖"、"气的解剖"。尽管道教与中医学在具体的身体理论上会有一些差别,但两者都秉承了中国传统文化的理念,即轻解剖重功能,关注的重点在于活着的身体,在他们看来,对身体所展现于外的动态功能变化的关注和分析,要远远胜于尸体解剖。借助内求这种方式,传统中医学形成了特色十足的身体理论,在脏腑学说、经络学说中均有所体现。例如,中医学所讲的经络并不是神经、血管等解剖所能看得到摸得着的有形之物,仅从肉体入手,难以寻见,唯有鲜活的生命才能体会到。再如,古代不少医家似乎也观察到了这种现象,通过内求所获得的对身体的体验,来阐释脏腑间的关系。例如,清代医家石寿棠《医原》中云:"肺一呼一吸,与腰间肾气息息相通,经故曰肾上连肺。"对肾上联于肺的阐释,便是借助呼吸吐纳行气过程中所体验到的肺与肾之间的联系,若单纯依靠解剖是难以实现的。

以命门学说为代表,道教内丹术对身体本原的探索也曾深刻影响了中医学身体观的构建。中医学典籍中,"命门"二字首见于今本《黄帝内经》,指的是"目"。而后《难经》持右肾为命门说,与《黄帝内经》所言之命门完全不同。明代肾间命门说的形成,实际上并没有直接继承《难经》中右肾命门的论述,而是借鉴和改造了《难经》中的"肾间动气"说。《难经》中云:"诸十二经脉者,皆系于生气之原。所谓生气之原者,谓十二经之根本也,谓肾间动气也。此五脏六腑之本,十二经脉之根,呼吸之门,三焦之原。""脐下肾间动气者,人之生命也,十二经之根本也,故名曰原。"肾间,正是道教内丹术的"丹田",是生命之原,正如明代郑瑄《昨非庵日纂》所云:"肾间动气,金丹大药也。……人生根本,实系于此。"不少医家直接援引道教来解读中医学中的命门,例如,明代医家孙一奎在其《医旨绪余》中云:"《黄庭经》曰:肾气经于上焦,营于中焦,卫于下焦。《中和集》曰:阖辟呼吸,即玄牝之门,天地之根。所谓阖辟者,非口鼻呼吸,乃真息也。……命门之义,盖本于此,犹儒之太极,道之玄牝也。"李时珍借用道教内丹术语来阐释命门之功用,《本草纲目》中有云:"命门为相火之原,天地之始,藏精生血,降则为漏,升则为铅。"肾间命门为天地之始,藏精生血。"降则为漏"是指,命门若失于固摄,则精血妄泄于外。"升则为铅",是道家内丹铅汞之术,以铅喻肾,以汞喻心,心肾交合则能养生。《养生秘录·玉溪子丹房语录》有云:"还丹之本,铅汞而已。元精为命之根,宝元精而真铅自生;元神乃性之宗,啬元精而真汞自产。"命门若能固摄精血,则能成铅上升与汞相交。

二、中医学身体观经典模式的近现代嬗变

中医学身体观并不是一成不变的,从汉代身体观经典模式的初步形成,一直到近代新的身体观模式的构建,无论是对身体秩序性的规定,还是对身体与外在时空关联性的确认;无论是对身体本原的探讨,还是对两性身体观差异性的阐发,都呈现出与时俱变的特点。以《黄帝内经》的集结成书为标志,传统中医学身体观经典模式得以形成,成为后世医家认知身体的基础和标准。但中医学身体观并不是一成不变的,近代

时期受西学东渐思潮的影响，近代医家汇通中西医学对传统中医学身体观进行了改造，形成了新的身体观，对近现代社会具有重要影响。

（一）传统中医学身体观的失语

在中国传统文化中，宇宙时空所呈现出来的规律被作为终极原则和规律，成为一切事物和现象和谐存在于宇宙之中所必须依赖和遵循的基本准则。这种规律，以及信奉和遵守规律的思维，一直延续在古人的思维中，未曾间断，亦未曾被怀疑和否定过。西方文化的传入，不仅开拓了国人的视野，它所传递的宇宙时空知识在震撼国人的同时，也在一步步改变着国人对宇宙时空的传统理解。从震撼、不解、质疑，到接纳、学习、吸收，中国人的传统宇宙时空观慢慢失去了其从前所拥有的权威性，依据这种权威性的宇宙之理而建构的中国传统文化中的许多学科知识体系，也因之面临了极大的挑战，传统中医学亦不例外。例如，清代医家王宏翰便接受了由南怀仁所传入的西方天文学知识，认为天地之形俱为圆圜，古人所谓天圆地方是不正确的。并在其《医学原始》中依据西方宇宙模式绘制了新的"天形地体图"。西方宇宙时空观念对中国传统的冲击已经渗入到医学这样的细节之中，西学对中国传统文化影响之细致与深入，由此可见一斑。

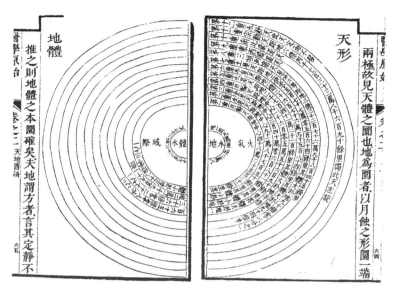

图 51 《医学原始》所载天形地体图

传统中医学中的身体理论,既有基于对生命现象的真实观察和客观描述,又有借助身体知识来表达天人同构、相类、和合的比附。而且,传统中医学经常采用体验身体功能,来模拟和描述宇宙时空的动态变化。当传统的宇宙时空观念在西学面前逐渐失去其表达空间时,对赖之以建立的传统中医学而言,也常常失去了表达其自身传统理论内涵的空间,面临被误读的窘势。被奉为根本规则的宇宙时空观念慢慢坍塌,中医学的身体理论也面临更大的误读和冲击。

以阴阳五行学说为例,当阴阳五行等宇宙观模式对身体知识的架构和诠释,一旦被认为是一种盲目的随意比附,那就意味着我们再也不会像古人一样体会到身体建构模式所表达的重点。李建民讲："不仅是气、阴阳、五行、感应等概念有了变化，连支撑上述建构范畴的宇宙观也崩解了。或者说，由于数术式的宇宙观的崩溃，而致使我们感受这些概念的身体经验也产生了变化。"（李建民：《发现古脉——中国古典医学与数术身体观》，第 276 页）对传统文化缺乏全面合理的评价，对阴阳五行的盲目排斥，使得传统中医学的身体知识，也因为阴阳五行说的没落而被否定。

例如，余云岫《灵素商兑》中云："阴阳五行之说，其根本恍惚无凭若此，由是而变本加厉，配以脏腑，应以色味，部以干支，丽以年月，辖以时节，植以星象，穿作附会，愈支离而不可究诘。本质先拔，虽繁枝茂叶，皆幻象耳。乌足与论议哉？一切不复置辨。"阴阳五行本身就是一种架构与诠释理论的工具，余氏谓其"根本恍惚无凭"，很明显没有把握传统中医学应用阴阳五行学说，是为了对诸多复杂的生命现象进行概括、分类和归纳，使之更为系统化和理论化。诚然，传统中医学中的身体与外界时空事物和现象的对应，存在很多实用价值不大的比附。但若据此而否定阴阳五行学说所反映的中医学对身体功能的阐发，谓其"皆幻象耳"，则根本没有理解中医学身体观的特点。

除了中西文化碰撞中，传统宇宙时空观地位的改变而导致的中医学身体观改变。单就医学技术本身而言，西医学尤其是西医解剖学，对中医学身体观的冲击无疑更为直接和剧烈。

西医学知识传入中国，最初是作为传教的附属物而一并进入的。西医解剖学以相对独立的形式传入中国,则以明末清初由邓玉函翻译、毕拱辰润定的《泰西人身说概》和由罗雅谷、龙华民、邓玉函合译的《人身图说》两书的成书为标志。后又有康熙皇帝学习西方解剖学知识时,由巴多明的解剖学讲稿而译成的满文版《钦定格体全录》。虽然西医解剖学在明末清初便已传入中国,但直至清中后期,中国学者方有大量的评判和回应,如俞正燮的《书〈人身图说〉后》、王学权《重庆堂随笔》"论解剖"等。可以说,西医解剖学知识对传统中医学身体理论的影响,虽始于明末,而真正的冲击却发生在清末。面对冲击,所采取的回应也有截然不同的两种方式。

第一种方式是固守传统,而又以传统中医学身体理论来否定西医学的身体解剖知识。例如,俞正燮在其《癸巳类稿》中收"书《人身图说》后"一文,文中有曰:"此书在中国二百年矣,未有能读之者。今求其指归,则中土人肺六叶,彼土四叶;中土人肝七叶,彼土三叶;中土人心七窍,彼土四窍;中土人睾丸二,彼土睾丸四;中土人肠二,彼土肠六;中土人肝生左,肺生右,肝系在心系左,彼土心系在肝系左;中土人心带五系,彼土心有大耳二,小耳十一,则所谓四窍者,又有二大孔,十一小孔。""惜藏府经络,事非众晓,藏府不同,故立教不同,其人好传教,欲中土人学之。不知中国人自有藏府经络,其能信天主教者,必中国藏府不全之人,得此等千百,于西洋教何益?"俞正燮看到西医解剖学著作《人身图说》与传统中医学对身体脏腑描述之间的差异后,并没有分析两种医学身体理论差异的根本原因,在于观察重点和视角的不同,而是认为中西方之人"禀赋不同,亦不足怪","中国人自有藏府经络"。进而更加猛烈地否定西方宗教,抨击信奉天主教者,"必中国藏府不全之人"。

这种错误认识,随着西医解剖学知识在中国的逐步深入,在晚清便遭到了批判。例如,《重庆堂随笔》"论解剖"中载胡琨"书《人身图说》后"一文,便对俞正燮之观点进行了批判,以睾丸为例,其中有云:"今按《图说》论睾丸篇,明言其数二,不言四也,且书中论睾丸经络最多,无一语可附会及四睾者,惟言睾丸有小体,岂因此而误耶?然前注中已明言,是转折之络,似睾丸底分之小体,则小体乃激发络,非丸也。又图中绘睾丸,作两囊状,分于左右,两囊宜有四丸,岂因此而误耶?然所绘是丸非囊。欲其经络分明,故离绘之,分于左右,非二囊而四丸也。"胡琨认为中西之人身体构造并无差别,俞氏所论是没有理解西医解剖学所描绘的身体知识而形成的错误论断。

西医解剖学以其更加形象、直观的描述,越来越被更多的中国人所接受和肯定。上述第一种方式也逐渐湮没在下文要讨论的第二种方式之中,即在说明传统中医学也有解剖学的基础上,又以西医解剖学知识为框架和标准,把传统中医学理论中能与之相关的身体知识,比附于其中。例如,《盛世危言》中云:"考中国上古,医有俞跗,治病不以汤液,割皮解肌,湔浣肠胃,漱涤五脏,练精易形,如此其神也。《列子》言扁鹊之治鲁公扈、赵齐婴也,饮以毒酒,顷刻迷死,乃剖胸探心,互为易置,投以神药,既寤如初。《抱朴子》言张仲景之为医,尝穿胸而纳赤饼。《后汉书》

言华佗精于方药，病结内，针药所不及者，先与以酒服麻沸散，即醉无所觉，因剖破腹背，抽割积聚。若在肠胃，则断截、湔洗，除去疾秽，既而缝合，傅以神膏，四五日疮愈，一月之间平复矣。他若仓公解颅而理脑，徐子才剖跟而得蛤。如此之类，不胜枚举，实为西医剖割之祖。如论脏腑部位，即知有剖腹验看之事，特其学失传耳。"面对西学的冲击，在彼时国人的思维中，肯定了传统中医学也有解剖学，便说明了自身的科学性和先进性。但因"其学失传"，所以就需要以西医解剖知识来筛选和诠释传统中医学中的身体知识了。由此可以想象，中西医学碰撞过程中，中医学身体观的改变并不是源于中医学自身解剖知识的深入，而往往是在参考西医解剖学著作的基础上，对传统中医学中与之相类似的身体理论进行了重新加工，使之更接近于西医学所要表达的内涵。至于重新加工后的身体理论是否还延续和保留了它们原本的实质和内涵，则是医家常常忽略不谈的。

以肾为例，受西医解剖生理学对肾、膀胱、尿液之间关系阐发的影响，近代医家剥离了肾主水的文化内涵和本来意义，以及基于肾主水与膀胱藏津而确定的脏腑表里关系，把肾主水之内涵等同于肾主尿液，把肾与膀胱相合的原因表述为两者在尿液生成排泄过程中而发生的联系。例如，唐容川在其《中西汇通医经精义》中，先引西医学对肾与膀胱在尿液生成排泄过程中作用的论述，认为"自唐以下，皆谓膀胱有下窍，无上窍"的观点是错误的，是因为观察已死牲畜之膀胱时，膀胱收缩不见窍道，所以才认为膀胱有下口无上口。为了证明传统中医学理论体系的正确性,唐容川认为《黄帝内经》已经发现了与西医学相同的尿液代谢过程,《黄帝内经》中的三焦实际上就是"西医所谓连网油膜","下焦当膀胱上口"的内涵与西医学讲的"膀胱附著连网,溺入之口即在连网油膜中"的内涵是一致的。经过如此阐释,传统中医学理论中的肾主水,便被唐容川阐释为"水入胃,散膜膈中,以入肾系,合为溺窍透入下焦,乃及膀胱",这与西医学的论述便一致了。唐容川其实非常清楚"《内经》未言溺过肾中",但是为了证明中医学与西医学身体理论的一致性,只能说"然谓三焦为水道,膀胱为水府,肾为三焦、膀胱之主,其司溺从可知矣"。

类似的思维和转换,比比皆是。同时,也正是因为传统中医学中肾的功能,被依据西医学而限定于肾主尿液,那么肾藏精的内涵也随之被误读和否定。例如,罗定昌《中西医粹》中云:"无如西医之学,不本中国《内经》,只称精囊、子宫,而不称肾脏,其指之为肾者,仍沿中国医书,以身后之两腰子属之,变其名为司溺之经,其所谓男子以藏精,女子以系胞之肾脏,则绝口不言。"罗氏认为,传统中医脏腑理论中所讲的肾,把西医所讲的精囊、子宫的部分功能也包含于其中,这种认识是不准确的,不如西医学把藏精的认识归于精囊和子宫,把解剖所见之肾脏,亦即"身后之两腰子"作为"司溺"之器官。如此安排,表面上使得传统中医学的身体理论与西医解剖生理学相合以彰显其科学性,但是却丝毫没有理解传统中医学身体观的内涵及特点。可以说,这种安排和比附,在一定程度上,使得传统中医学理论成为了西医学理论的另一种表达而已。以上所述近代医家对传统中医学身体理论的误读,从另一个侧面讲,也是对传统中医学与西医学所作的一种汇通。只不过,这种汇通使得传统中医学削足适履去对应西医学对身体构造与功能的阐发,逐渐丧失了自己原本的内涵和所传递的传统思维观念。

综上所述,在中西文化碰撞中,特别是在西医生理学知识传入中国后,中国人不再把传统中医学对身体的论述,看作是依据传统文化思维而进行的功能与结构的混合阐发,而常常是抛却了传统中医借助生命所展现出的综合功能来理解身体构造的方式,仅仅按西医学解剖认识身体的方式,来理解传统中医文献中的身体。换句话说,西医解剖就如同一把标尺,成为传统中医学身体知识是否合理、正确的标准。如此以来,传统中医学中的身体知识在西医解剖学的话语系统中,显得漏洞百出。正如邓文初所讲,在中西文化碰撞中,传统文化的逐渐没落,中医必然面临着失去自己的独立的符号系统,从而也必然失去自己的话语权的命运。最终结果是:不对话,中医面临的是自生自灭的命运;一对话,中医同样面临着"失语"的命运(邓文初:《"失语"的中医》,《读书》2004 年第 3 期,第 133 - 134 页)。

(二) 传统中医学身体观的自我阐释

传统中医学与西医学之间汇而难通的事实,促使更多的近代医家在辨章学术、考镜源流的基础上,反思传统中医学体系的构建方式及理论内涵,尝试在还原和理解传统文化背景的前提下,解析传统中医学身体观所展现的医学身体知识和文化观念。可以说,通过自身的反思和评价,中医学开始慢慢抛开西学的词语或概念,来表述自己的固有体系与内涵。纵览近代医家为了实现传统中医学身体观的自我阐释而进行的工作,主要包括两个大的方面。

首先,对传统文化宇宙观与中医学身体观关联性的解析。要诠释传统中医学身体观的内涵,就必须要确认传统宇宙时空观的意义,只有这样才能说明中医学身体理论应用传统时空观来诠释和架构身体功能的合理性。

以《黄帝内经》为代表的传统中医学身体理论,借鉴了传统文化中的阴阳五行学说来分类和概括生命的整体功能变化,以及身体与外界时空的密切关联性。但是,传统文化视野中的阴阳五行学说,尤其是五行学说,在阐释宇宙中不同事物和现象之间的联系时,不乏存在过度相关和盲目比附之嫌。但是传统中医学理论体系应用阴阳五行学说的重点,却并非是为了把庞大的比附系统完全嫁接于藏象系统之中,而是取其中对生命功能变化起到密切关联的事物和现象融入医学身体理论之中。在近代西方文化的冲击下,很多人没有深究阴阳五行学说在文化与医学之中的不同作用和价值,而盲目批判。正如近代医家恽铁樵所言,有些人借用当时富有先进"科学性"的"化学八十原质","证明五行之当为八十行"。从而说明,"五行者,迷信、腐败、不通、无价值"。这种错误论断得以形成的根本原因在于没有正确理解传统的内涵。恽铁樵认为,"《内经》言在天为六气,在地为五行,在人为五脏六腑,在药为五味,见之于面者五色,证之以耳者五声,其在食物有五谷、五畜、五臭,在地有五方,在天有五星,在时有五声六律。凡此种种,自当以天地人为主,其他各种,皆侔色揣称以为配合,由四时推论而得者。然若据此以攻击《内经》,如谓水何以生咸,咸何能生肾,则未为知言,以此非《内经》之破绽也。声色、五味、谷畜等为宾,六气、五脏、五行为主。若进而求六气五行之所从来,则四时为主,六气五行五脏犹是宾也"(恽铁樵:《群经见智录》,第 33 页)。

恽铁樵认为传统中医学中五行所表达的根本重点,是以脏腑为核心的身体所呈现出来的整体功能与宇宙四时所呈现出的规律特征之间的关系。简言之,就是恽氏所说的四时为主,六气、五脏、五行次之,声色、五味、谷畜等比附更次之。恽铁樵因此把《黄帝内经》所阐发的五脏,定义为"四时的五脏",其云:"故《内经》之五脏,非血肉的五脏,乃四时的五脏。不明此理,则触处荆棘,《内经》无一语可通矣。""不知五行生克之理即本四时之生长化收藏而来,则求五行之说不可得;不知五脏气化亦由四时之生长化收藏而来,则求五脏之说不可得。五行五脏不明了,则《内经》全书皆不明了。"

这并非是要否定五脏的"血肉"物质属性,而是强调《黄帝内经》对以五脏为核心的身体进行观察的着眼点在于与四时属性相类的身体功能,也就是恽氏所说的"五脏气化亦由四时之生长化收藏而来"。以肾为例,恽铁樵讲:"《内经》之所谓肾,非即实地考验之肾。其物是,其名是,其用则非。《内经》谓十一、十二月冰复,人气在肾;又云,肾者主蛰,其华在发,其充在骨,为阴中之少阴,通于冬气(其他不备举)。凡此皆非解剖所能明了,亦非由解剖而得,乃由四时推考而得者也。"传统中医学中的"肾",其功用并不是完全基于解剖学而获得的,也不是解剖学所能够理解的。传统中医学对肾功用的阐发,都突出了肾与冬令闭藏特性之关联。四时之间存在着生克制化关系,以冬令为例,其曰:"金生水者,秋尽为冬日也。水生木者,冬尽则为春也。春主生,所以能成生之功者,实拜冬日秘藏之赐。……冬主藏,所以能成藏之功,拜秋日成实之赐,故曰相生也。""夏行冬令,严寒折盛热,闭不得发,长养之功隳矣。……冬见长夏郁蒸之气,寒水不冰,当收反泄,盖藏竭矣。"五脏又分别与四时相对应,所以对于肾与肺、肝、心、脾之间的关系便很容易基于四时之间的生克制化而加以理解了。

其次,对中西医学身体观的比较和反思。在阐释身体时空属性合理性的基础上,强调了传统中医学身体观表述的重点在于对生命动态功能的阐发,这样便与西医学以解剖学为基础而建构的身体理论形成鲜明的对比。例如,王学权《重庆堂随笔》是清代对西医解剖学著作《人身说概》《人身图说》作出系统回应的代表著作,其中有云:"愚谓人与动物,皆气以成形。《经》云:出入废则神机化灭。如革囊盛水而不漏,其活时之元府已无可验,故有形之死质可睹,无形之功用不可睹也。纵精思研究,断不能如《西游记》所说,钻入人腹,周行脏腑经络,尽悉其所以然,而后出以著书,不过批郤导窾,推测其所当然而已。故其所著《人身说概》《人身图说》等书,虽有发明,足补华人所未逮,然不免穿凿之弊。"

传统中医学身体理论的构建在很大程度上是依据生命所表现出来的整体动态功能,并结合对身体形态结构的粗略认识,而加以推理所形成的。所以,要理解传统中医学的身体观,就不能只拘泥于解剖,而必须全面考察和理解生命功能变化的多样性和复杂性,正所谓"有形之死质可睹,无形之功用不可睹"。西医解剖学对于身体结构的认识"虽有发明,足补华人所未逮",但是并没有像传统中医学一样给予流动的生命以重点关注,所以要"信其可信,阙其可疑"。恰如朱沛文《华洋脏象约纂》自序中云:"洋医但据解剖验脏腑之形状,未尽达生人脏腑之运用,故逐物太过而或流于固。"

同时,正是因为传统中医学身体观注重对身体动态功能演变的阐发,所以,中国人体验生命动态功能的方式,值得作深入的剖析和研究,这也是中西医学形成鲜明差别的一个重要原因。杜亚泉在其《中国医学的研究方法》中讲:"医学的初步,虽然靠着机械的试验。医学的大本营,不能不驻扎在吾人心灵的体会上。所以中国古时'医者意也'的一句话,鄙人以为是至理名言。鄙人的意思,中国的医学,是专从心灵的体会上着手,已经积有数千年的经验,若我们能用着合宜的方法,把古人心灵上所觉着微妙的生理发挥出来,于医学上必定有一种价值。鄙人不是为欺伪的医生来做辩护,不过希望有科学知识的人,不要把机械的试验,看得太重,把心灵的体会,看得太轻,世界上的科学,除了物质方面以外,凡是精神科学、社会科学,都不是全靠着机械的试验才能成立呢。"(杜亚泉著,许纪霖、田建业编:《杜亚泉文存》,上海教育出版社,2003 年,第 425 页)近代医家对传统中医学的反思,以及与西医学的比较,多从理论本身细节之处入手,但真正像杜亚泉这样从方法论的角度去反思传统中医学理论构建与西医学之差别的人,却并不多。这或许与杜氏中西方科学文化的双重知识背景密切相关。"把古人心灵上所觉着微妙的生理发挥出来,于医学上必定有一种价值"、"不要把机械的试验,看得太重,把心灵的体会,看得太轻",即使是在今天再回望杜亚泉曾经的观点,也依然具有巨大的启示意义。传统中医学身体观之所以与西医学身体观具有如此大的差别,或许最基础最根本的差别就在于认知思维方式和体验生命方式的不同。

如上所述,近代医家在建构新的身体观模式时,很明显是受西医学的刺激,而非主动。在建构过程中,也的确是将西医学作为重要标尺,来筛选、诠释和重构传统中医理论。即使如恽铁樵、杜亚泉等另辟蹊径,竭力说明中医学身体观的独特性,但若无西医学的刺激与对比,也不可能有如此深入的探索。无论今天我们如何强调和珍视传统,这都是无法回避的事实。回望近代医家的努力,实属不易,如何审视传统,如何衷中参西,如何变通发展,都是时代变通之际的大议题和要紧之处。

近代中西医汇通模式的形成,影响深远。今天我们的高等院校中医教材理论体系、临床中西医结合模式等,或多或少都能看到近代的影子。好多人发现中医学近现代模式与古代模式的不同，便偏执地褒古贬今，大有去今返古的势头。一时逞快很容易，但认真考察和客观评价古今得失，却不是想象中那般简单。何处可破，何者当立，破后如何重建，需要的是大量的扎实工作，而不是片面地认为古代中医才是最好的，与古代不同的就应该批判，更何况古代中医本来便不是一个停滞不前的体系，并不存在一个本质性的静止的"传统"。简言之，古代与近现代的时代差别，以及中医学是否借鉴了西医学，不应该简单成为评价近现代中医理论范式的标准。

历史像一面镜子，照见过往，也预示未来。有一个正确的历史观，往往会有助于我们更好地理解当下。时代总在发展，中医学需要及时吸纳其他学科，这并不是问题，最大的问题是如何吸纳，吸纳的同时如何保持自身的基本特色。这决定了百年之后，人们回望今天这段历史时，是评价我们与时俱进，继承并发展了传统，还是说我们将中医学变成了所谓现代化的附庸。近代医家所做的尝试和努力，恰恰可以成为一面很好的镜子。

疾病

H. Paul Chalfant 等在所著《医学社会学》中讲:"许多人都把医学看成是自然科学。其实,医学不全是自然科学。医学的对象是人,是人的生老病死,其中包括着许许多多社会内容。医学既有自然科学的性质,也有社会科学性质。"(上海人民出版社,1987年,第20页)疾病就是正常生命的失序状态,医学的目的便是对这种失序状态做出理论阐释,并加以预防或治疗。不同的医学,面对同样的疾病,往往会做出不同的阐释。这从表面上看起来是源于不同医学有着不同的理论体系,但更深层次的原因则与该医学得以形成的不同地域的不同社会文化密切相关。所以,疾病的内涵远不止纯医学技术视角下的阐释,不同民族、不同地域、不同历史文化背景,往往会赋予疾病诸多附加的意义。从这个角度而言,疾病是一种医学与文化的共同建构。

第五讲
疾病的中医解读与文化省思

一、疾病传统解读及其反思

对于疾病,1950年代以来以高等中医院校教材为代表的中医理论"范式",以病因、病机为叙写框架,以辨证论治为核心,做了比较系统的梳理和建构。与中医古籍相对零散的论述相比,这个框架的确高度凝练和程式化,的确有助于院校教育的开展。但在很大程度上,中医古籍所展现的中医理论的多元性和中医"传统"的复杂性,也有所消解。许多人甚至将教材所展现的理法方药体系,等同于中医古籍本身,殊不知诸如辨证论治实是1950年代以后才被提出来,作为中医认知疾病的核心和区别于西医的特色。澄清这个历史演进,并非是要完全批判现行的中医"范式",而是提醒要对教材所建构起来的诸多"理所当然",抱有审慎的态度。基于此,本节无意把中医教材对疾病的论述再复述一遍,而是以教材的相关论述为基础,做一些引申和反思。

关于外感六淫发病,以伤寒、温病为核心,要重点关注张仲景《伤寒论》辨治体系与明清温病辨治体系之间的离合。所谓离合,是既要看到伤寒与温病的差异,又要看到它们辨治体系的融合。在宋元以来中医发展儒学化的背景下[①],张仲景的医史地位愈加突出[②],清代医家徐大椿《医学源流论》中云:"夫仲景先生,乃千古集大成之圣人,犹儒宗之孔子。"在这样的医学发展社会背景中,医家都需要寻求自汉代《黄帝内经》、张仲景《伤寒杂病论》以降,自身在整个学术史脉络中的坐标,从而借由对先贤医圣和经典的追溯,确立自身学说的正统性。明清医家通过文献散亡等方式来解读张仲景《伤寒论》治疗温病的缺失,通过师仲景之法而不拘泥于具体的方药来维护仲景的医圣地位和《伤寒论》的经典价值。以吴鞠通为代表,明清温病医家对中医学术发展史进行了全新的梳理,构建了自张仲景直接到明清医家的温

---

① 宋元以后,中医学的发展呈现出明显的儒学化倾向,儒医的兴起及其所反映的医疗群体与知识变迁,是既往关注较多的切入点。关于儒医,可参阅:陈元朋:《两宋的"尚医士人"与"儒医"——兼论其在金元的流变》,台北:台湾大学出版委员会,1997年;祝平一:《宋明之际的医史与"儒医"》,台北《"中央研究院"历史语言研究所集刊》第 77 本第 3 分,2006 年;余新忠:《"良医良相"说源流考论——兼论宋至清医生的社会地位》,《天津社会科学》2011 年第 4 期;梁其姿:《明清中国的医学入门与普及化》,《法国汉学》第八辑,北京:中华书局,2003 年,第 155-160 页;冯玉荣:《儒道医风:明清医者画像中的理想形象》,《华中师范大学学报(人文社会科学版)》2016 年第 3 期。

② 可参阅:余新忠:《医圣的层累造成(1065—1949 年)》,《历史教学》2014 年第 14 期,第 3-8 页。

病学术传承脉络,其间的晋唐宋元医家虽有启迪之处,但并未真正承接仲景之学。这与宋儒重新梳理儒学脉络,进而建构由孔孟直至宋儒的新道统①,其背后的思维模式是相类似的。地域的南北差异,是明清温病医家阐发温病证治应当有别于伤寒的重要立论点。但温病学说若想获得更大的应用空间,增强学说应用的南北普适性,就必须突破地域化的束缚,才能获得更大的认可。尽管并非所有明清温病医家都拥有消解地域化的宏图,但不少医家也做出了一些努力和尝试。明代医家郑全望《瘴疟指南》中云:"上古圣人亦有异法方宜之论,然不可执一不通。第曰北方伤寒病多、南方瘴疟病多则可,若曰北方无瘴疟、南方无伤寒则不可。盖天道无常,假令北方暑热过多,秋时暴热数日,北人感此气,亦多病瘴。广之东南,设有冬时大寒数日,南方素无寒,若感此气,亦多病伤寒。"

尽管寒温之争一直延续至近现代中医学界,但面对现实疾病问题时,伤寒与温病辨治的结合则是大趋势。2020 年冬春之际,新冠肺炎疫情肆虐,在国家颁布的中医诊疗方案中,既可以看到仲景经方组合加减而成的清肺排毒汤(源自张仲景麻杏石甘汤、射干麻黄汤、小柴胡汤、五苓散),也可以看到湿热、湿毒、疫毒、气营两燔等延续自明清温病医家的理论,还有槟榔、草果、藿香、佩兰、金银花、连翘等吴又可、叶天士、吴鞠通等温病医家喜

---

① 可参阅:徐洪兴:《思想的转型:理学发生过程研究》,上海人民出版社,2016 年,第 109 - 112 页;韦政通:《中国思想史》,长春:吉林出版集团有限责任公司,2009 年,第 647 - 653 页。

用的治温病之药。地域化固然依旧是今天中医临床制定个性化治疗方案的重要参考,但面对疫病,人员流动性极大的社会现实,早已使曾经看来巨大的南北地域差异慢慢消解。与之一起消解的,还有医学儒学化的传统社会背景,仲景依然被奉作医圣,但他的"光环"却有不少被分散到其他医家身上。在今天的中医看来,《温病条辨》是与《黄帝内经》《伤寒论》同等重要的"经典",似乎历史和传统本来便是如此。明清温病医家为了羽翼伤寒而作的种种建构,其背后的复杂矛盾心态,则少有人再去深究。

对于内伤之病的病因,要深刻理解基于天人关系而做出的外因与内因的类比,以及内伤病因的符号化意义。仰观天象,俯察地理,这是古人感知和获取天地规律的方式,这些规律不但适用于自然界万事万物,也同样适用于人类自身。而且,所有的天地之理最终都要在人类自身上有所类比和转化,这就是我们常说的人身乃与"大宇宙"相类的"小宇宙",这样才有其存在的意义,才能指导人们的日常生活,保证人类活动与外在天地的和谐。中医学自然也是如此,对身体结构和功能的阐发都能很明显看到对天地之理的比拟。就疾病而言,中医学对疾病发生内在原因的认知,在一定程度上也比拟了外界天地间容易被身体直接感知的具体化的病因。例如,肝血不足的病人,筋脉失养,可见肢体麻木不仁、筋肉跳动等症状,这些表现与外感风邪之风性主动的性质相类似,所以与外风相对应而称其为内风。外感六淫中除了暑邪没有相对应的"内暑",其他五邪皆有内生之邪与其相对应。以上这种转变,就是外感六淫向内生五邪的过渡。

所谓病因的符号化，即内伤杂病的病因在很大程度上经常并非是一种具体的实在，而是用以概括疾病症候群的符号，这种符号与相关的治疗法则相对应，从而作为"桥梁"实现理法方药系统内部的自洽。以痰、瘀为例，内伤病常归咎的怪病多痰多瘀，这种痰瘀明显是符号化的抽象概括，而并非一定是说体内真正存在有形可见的痰和瘀血。中医学颇具特色的是"辨证求因"，有类似的特点皆可归之于相应的病邪，中医学对痰瘀阐发的重点并不在于通过解剖去发现停滞在脏腑经络间的究竟为何物，而是身体表现出的异常病理变化是否可以从痰瘀而获得解释。大而扩之，明代医家赵献可《医贯》中云："阴阳者，虚名也。"阴阳有名而无形，阴阳也是中医常用的概括症状表现和阐释其背后变化机制的常用符号，诸如阴虚、阳虚并不是存在一个单纯的、绝对的、相应的物质性虚弱，而是以阴虚、阳虚来概括总结机体的一系列虚弱性表现。

关于病机，教材释以疾病的机理，并不准确。"机"（機）的本义是古代弩箭上的发动装置，《说文》中谓"主发谓之機"，只有扳动了"机"，弩上之箭才能发出去。所以，疾病之"机"就是洞悉整个疾病的关键所在。除了八纲辨证、脏腑辨证、气血辨证等各种阐释病机的模式外，还需要对中医古籍中常见到的取象比类式的病机阐发，加以客观评价方可。取象比类，医者意也[1]，灵活性大，不乏高妙，如明代谢肇淛《五杂俎》载："吴门孕妇不下，葛可

---

[1] "医者意也"典出《后汉书·郭玉传》，"意"之内涵的历代演变可参阅：廖育群：《医者意也：认识中医》，桂林：广西师范大学出版社，2006年，第43－51页。

久以气未足,初秋取桐叶饮之,立下。此以意悟者也。"但随意性极大。这也就涉及到该如何看待一些所谓的中医妙案,其中宽泛的类比在很大程度上并不能揭示疾病的本质所在,偶然的一次治愈也并不能代表该治疗方案的可重复性。例如,清代医家毛祥麟曾在其《对山医话》中记载了如下一件事:"昔有人乘舟遇风而患心疾,医者取多年船柁于手汗所积处,刬末饮之而愈。医以意用,初似儿戏,往往巧发奇中,有未易致诘者。庐陵(欧阳修)尝举此语坡公(苏轼),公笑曰:然。以才人之笔烧灰饮学者,当疗昏惰。推之饮伯夷之盟水,即可救贪。食比干之饭,即可愈佞。舐樊哙之盾,亦可治怯。臭西子之珥,亦可愈恶疾乎。庐陵亦大笑。余谓:是固不可太泥。古人用药,每取形质相类,性气相从,以达病所,亦有纯以意运,如弩牙速产,杵糠下噎,月季调经,扇能止汗,蛇性上窜而引药,蝉膜外脱而退翳。所谓医者意也,殆即此类。本不当以常理格,亦未可以必愈,其如或执而不通,适为坡老所笑耳。""是固不可太泥""本不当以常理格"是非常客观的评价。中医治病不是像一些人故弄玄虚地一样,认为一个"取象比类"就包打天下。很遗憾,时至今日好多人,不能以客观的视角来审视和评价中医之利弊,过度渲染"医者意也"作为褒奖中医的手段,最终效果往往是适得其反。

关于证与症,今天的中医教材从辨证论治的角度,予以诸多区分。但正如前文所言,辨证论治的提出,实即 1950 年代以来之事。今天所写的"证"字,在中医古籍中基本与"證"相对应。但从文字学的角度来看,"證"的一个义项实即与"症"相同。所以，读中医古籍时切不可见到"證"就认为是辨证论治之"证"。许多情况下，中医古籍中的"證"实即表达的是"症状"的"症"。病与证，现行教材中把辨证论治作为中医学的特色和优势，尽管一再说明要辨病与辨证相结合，但多少有重证轻病的取舍倾向。实际上，辨病与辨证的问题应客观合理评价，对局部的灵活性不能替代对整个疾病过程的宏观把握，两者实际上各有利弊。透过古代中医文献可以发现，在一定程度上古人也有因缺乏辨病的宏观把握而采取的无奈之举。例如，张仲景《伤寒论》中讲："太陽病三日，已發汗，若吐、若下、若溫針，仍不解者，此為壞病，桂枝不中與之也。觀其脈證，知犯何逆，隨證治之。""脈證"之"證"即是症状，"隨證治之"的"證"有些今日所言"辨证论治"的"证"的意味。对于"坏病"，为何要随"證"治之？对疾病的宏观把握不够很可能是重要的原因，只能根据疾病在某一阶段的脉症，而治疗此证。

另外，病有可议可治者，有可议难治者。所谓可议可治，是指可以通过中医理论来解释疾病的病理机制，并能据此施以中医治疗而获得痊愈。所谓可议难治，是指好多病虽然从表面上看起来能通过中医理论得到解释，但是处以相应的治疗方案却不曾见效。中西医学都存在这种情况，因为现阶段医学对于疾病的认识还通常是某些局部而已。用以阐释疾病的理论若能真的与疾病的本质相符，那么还可能会有临床疗效。如果阐释疾病的理论还仅仅是一个假说，还未曾与疾病的本质相符，那么往往很难奏效。就中医学而言，中医学常将中国传统文化思想作为重要的理论架构工具和说理工具，文化内涵的相对宽泛，在一定程度上也决定了中医理论在阐释疾病时的宽泛。正因如此，表面上看起来，似乎任何疾病都可以用中医相对宽泛的理论予以解读，但并不意味着这种解读已触及了疾病的核心与本质，会取得想象中相应的疗效。许多人诟病没有中医解释不了的疾病，虽觉刺耳，但值得深思其背后的原因。之所以强调这个问题，最终目的是要说明中医学是有其局限性的，切莫觉得它能解决一切问题。若能知中医之可用与不可用之处，实即一种大智慧。从这个角度而言，高妙的中西医结合恰恰并非是对传统的漠视。而且，无论对当今的中医理论范式作何评价，在实际临床工作中，中医还是强调对疾病的中西医诊断，即使诊断后完全应用中药进行治疗。细想这无非是为了对疾病有一个更加全面的认识，尽可能避免临床误诊与失治。许多中医在临床中对疾病的失治，若单从中医的辨证论治套路来看，也许没有不当之处。但这种失治常恰恰是因为西医知识的缺乏，未能对疾病做出明确的诊断，从而耽误了病人寻求更加有效的治疗方案。所以，中医从业者必须对现代医学有相当水平的学习才行。遗憾的是，很多人竟把对现代医学的学习看作是对中医传统的舍弃，似乎学了西医就不是中医了，偏执地把这两个方面对立起来，甚至把不学西医作为发挥中医特色的前提，标榜着对古代中医的坚持和对西医的不屑。从这个角度而言，百年前近代汇通中西医家的胸怀更加值得仰视。也许，艰难的不仅是理论的再构，更是面对时势变迁时的心态和选择。近代医家如此，今天又何尝不是。

最后，再谈一下获取疾病信息的途径，也就是中医诊断方法。现在被吹嘘得很玄的是切脉，有的大夫临证单凭切脉，四诊缺三，但病人却觉得似乎水平很高。其实古人并非如此，一直强调四诊并参的重要性，四诊缺一不可。早在《黄帝内经》中便已经批判了单纯靠脉诊来诊断疾病，强调对于疾病的具体起因和发展过程，必须通过问诊才能有全面的了解，"诊病不问其始，忧患饮食之失节，起居之过度，或伤于毒，不先言此，卒持寸口，何病能中"（《素问·徵四失论》）。清代毛祥麟《对山医话》中则直接把"不问病情，妄言知脉"作为庸医之恶习，其云："时下庸浅医流，有三恶习：写方作狂草，用药好奇异，不问病情，妄言知脉。不思医称司命，当如何郑重，而率意如此，其道亦概可知矣。"清代俞震在其《古今医案按》中记载了如下一则医案："吕元膺治一僧病，诊其脉，独右关浮滑，余部无恙。曰：右关属脾络胃，挟舌本，盖风中廉泉，得之醉卧当风而成瘖。问之而信，乃取荆沥化至宝丹饮之，翌日遂解语。"好多人看了这则医案后，肯定会赞叹唐代吕元膺的脉诊水平。而俞震在该医案后的按语却评价道："右关浮滑，岂无风与痰为呕吐烦满等证，而独决其醉卧当风以成瘖耶，此必于望闻问之间参合得之，然亦巧矣。"俞震之意，每一种脉象往往都可见于多种疾病，不是一种脉象特定性地对应一种疾病，所以单纯根据脉象就判断出是什么病、该病是在什么环境中因何而得，是不可能的，而必须是"于望闻问之间参合得之"，只不过在医案中为了突出脉诊，而未详记其他三诊的情况。所以说，医生是否高明，并不是由是否仅凭脉诊断病而决定的，更何况古人还有"舍脉取证"一说,即当依据脉诊而获得的对于疾病的判断与其他三诊所获得的综合判断不相符时,应该依据综合判断来分析疾病,而不应执泥于脉诊。即使某位医生脉诊的确很厉害,但若能四诊合参,岂不更加细腻和稳妥。

中医诊断方法,在古代也是与时俱进的。例如,《伤寒论》舌诊应用并不普遍,"脉证"才是关键,而元代已有舌诊专著《敖氏伤寒金镜录》。所以,中医并不存在一个想象中自古以来便如是的静止的"传统",中医的传统是历代医家一步步建构和完善起来的。如果没有与时俱进,中医学只会停滞不前,以不变之医应万变之病,充其量是一种美好的愿景而已。从这个角度而言,中医诊断方法能否与现代科技相结合,表面上看似乎是中西医学结合的问题,实则是对待传统与科学的态度。西医的发展在一定程度上得益于现代科学技术手段对西医学传统视野的纵深拓展和深入,化学、物理学的介入都曾经极大地提升了西医学的诊断水平。实验室检查、X光、CT、磁共振、B超等等,这些技术原本不属于西医,但是它们与西医的结合却拓宽了西医的视野。现代科学技术并不是西医的专利,传统中医学的诊断方法也可以与时俱进,随着疾病发展的需要,用新的诊法不断补充和完善着旧有的体系。用不用现代科学技术,并不是区分中医学与西医学的标志,关键是怎么用,用什么样的思维和逻辑来分析借助现代科学技术而获得的疾病信息。以国医大师李玉奇治疗脾胃病为例,他观察到萎缩性胃炎胃内窥镜常见胃黏膜充血水肿,甚至糜烂、出血,恰与《黄帝内经》所讲的"热聚于胃口而不行,故胃脘为痛也"相吻合,所以主张以痛论治慢性萎缩性胃炎,打破了医家多视胃炎为胃脘痛、胃痞而加以施治的模式。他临证四诊尤重舌脉,擅长通过对舌、脉的观察来判断胃痛的发展演变过程。比如,将浅表性胃炎、萎缩性胃炎、十二指肠球部溃疡、胃癌癌前病变等的胃镜、病理结果,与中医学的舌诊相结合,提出了一些特征性舌象变化与疾病的对应关系。正是因为按照中医的思维来梳理和分析现代科学技术所获得的临床资料,所以将传统中医学与现代技术所作的结合并没有生搬硬套的感觉。

二、疾病的文化省思

与早期历史研究侧重于政治史及经济史等上层建筑宏大议题的叙写不同,当今历史研究的切入点更加细化和多样化,疾病史研究就是很好的例证。医学界对疾病历史的研究,从病名演变,到病因病机与证治规律的总结,主要是"内史"视野下的书写,以疾病本身的医学技术分析为主,而社会文化对疾病的形塑未予以足够重视。医疗社会文化史研究是 1980 年代在历史学界逐渐兴起的研究,它将医学的发展放置到具体的历史情境中,综合使用历史学、社会学、文化学、人类学等研究方法,试图以更加多元的视角来呈现医学发展面貌的多个维度,及其与具体社会文化背景的复杂关系。与既往中医学界相对单一的以学术发展脉络梳理为主的医史研究相比,医疗社会文化史研究的视野选择、方法应用、内容呈现都显得更加丰富。医疗社会文化史研究对于疾病之所以成为疾病的关注,对病者与医者不同视角的身份叙事的呈现,都给我们提供了重新省思疾病的新视野。

首先,疾病之所以成为疾病,并不完全是医学的界定,社会文化也是重要的因素。尤其是许多疾病的污名化、地域化、身份歧视等,社会文化所起到的推动更是关键。例如,于赓哲认为,中古时期南方的自然环境和民俗均是北人诟病的对象,北人以此为要素模塑了南方风土形象。所谓南方瘴气、蓄蛊、卑湿等问题是对事实的夸大与想象,但在史料话语权作用下却逐渐成了非主流文化圈的标志,成为横亘在南北方之间的心理边疆。上千年来南土形象变迁与地方开发进程息息相关。随着地域开发,南土形象会得到修正,而新的边缘地带则会被冠以污名(于赓哲:《恶名之辨:对中古南方风土史研究的回顾与展望》,《南京大学学报(哲学·人文科学·社会科学)》2012 年第 5 期,第 101 - 112 页)。梁其姿通过分析麻风患者的佛道的拯救或儒家的善行救赎,民间故事中麻风与性的关系,明清时期对麻风病是异族的、劣等的南方"他者"的瘟疫之说的构建,强调了麻风病作为医学、社会、宗教史的特色(梁其姿:《麻风:一种疾病的医疗社会史》,北京:商务印书馆,2013 年,第 22 - 72 页)。

再如,"痨瘵"一病,现代医学所言结核病,大致与之相类,今天都知道此病之形成与结核杆菌感染有关。古代中医虽认识到此病具有一定的传染性,但并未找到根本的病因,还将其与虚弱、纵欲等相关联,增加了许多对病患个人生活与道德层面的批判和歧视,疾病也因之被污名化。这种歧视和污名,直至近代依然存在,如1899年章太炎所作《菌说》一文,虽已受西医影响认识到"凡人有疾,其甚者由微生物撼之",但依然认为:"肺痨则往往始于耽色极欲""其递相传染者,虽与乐无涉,而其端则必自乐始。"(章太炎:《菌说》,《章太炎诗文选注》,上海人民出版社,1976年,第88页)

中国南北地域的差异,所引起的疾病发病倾向性差异,是自《黄帝内经》以降历代医家论述的焦点之一。以伤寒与温病为例,明清医家构建温病学说应当有别于伤寒证治的重要立论点,便是北方多伤寒、南方多温病。明代张鹤腾《伤暑全书》中曰:"秦晋地气寒,遂寒病多而暑病少。吴越滇黔及粤地气暖,故寒病常而暑病独剧,至八九月,犹如伏时。"清代蒋希曾《岭南三急症医方辨论》记载的粤东疔癍,地域性则更为明显,"不但外省所无,即离了省城,亦无是病","盖长江以北,多伤寒而少温热;长江以南,多温热而少伤寒。粤东地势更低,天时炎热,湿浊薰蒸,人在气交中,最易受温受暑,毒蕴营中,发出火疔。"

脚气病,孙思邈《备急千金要方》中云:"论曰:考诸经方,往往有脚弱之论,而古人少有此疾。自永嘉南渡,衣缨士人,多有遭者。岭表江东,有支法存、仰道人等,并留意经方,偏善斯术。晋朝仕望,多获全济,莫不由此二公。又宋齐之间,有释门深师、师道人、述法存等诸家旧方为三十卷,其脚弱一方近百余首。魏周之代,盖无此病,所以姚公《集验》,殊不殷勤,徐王撰录,未以为意。特以三方鼎峙,风教未一,霜露不均,寒暑不等,是以关西河北,不识此疾。自圣唐开辟,六合无外,南极之地,襟带是重,爪牙之寄,作镇于彼,不习水土,往者皆遭。近来中国士大夫虽不涉江表,亦有居然而患之者,良由今代天下风气混同,物类齐等所致之耳。"在这个叙述中,孙思邈将脚气病与特定地域、政治分裂与统一等相关联,将医学叙述与政治话语相结合,已经远超对脚气病纯医学层面的认知①。

除了地域气候差异导致的疾病发病倾向性不同,地域所致南北之人的体质差异,也是明清医家经常论述的疾病证治差异的重要影响因素。明代医家缪希雍《先醒斋医学广笔记》中云:"南北地殊,厚薄不侔","汉末去古未远,风气犹厚,形多壮伟,气尚敦庞","循至今时,千有余年,风气浇矣,人物脆矣,况在荆、扬、交、广、梁、益之地,与北土全别。"体质北强南弱的判断,直接影响了用药的差异,如北方可用麻黄等峻烈发汗之药,南方则用清淡之品,"虎狼药"与"果子药"的对比便由此而来。这种地域与体质南北差异的刻板化认知,固然不能代表现实中的实际发病情形和治疗方法,但却影响了时人对于疾病的想象及其治疗选择倾向。清代陆以湉《冷庐医话》中讲:"吴人畏服重药,马元仪预用麻黄浸豆发蘖,凡遇应用麻黄者,方书大黄豆卷,俾病家无所疑惧。"吴人之所以不用麻黄,并非是吴人不会患可用麻黄之病证,而仅是地域避忌而不敢服药。

---

① 可参阅:陈昊:《疾之成殇》,上海古籍出版社,2020年,第159-167页。

　　面对南弱北强的体质认知，部分清代医家已有反思，并试图消解，如王士雄《温热经纬》中曰："南北之人，强弱虽殊，感病之由则一也。其补泻温凉，岂可废绳墨而出范围之外乎？况姑苏商旅云集，所治岂皆吴地之人哉！不必因其轻淡而疑之也。又叶氏《景岳发挥》云：西北人亦有弱者，东南人亦有强者，不可执一而论。故医者，必先议病而后议药。"

　　由以上论述可见，对疾病的认知与治疗，并不完全是医理和纯粹技术层面的考量，社会文化所建构起来的南北风土观也是重要因素。而这个风土观的形成，又不完全是地理层面的，其背后南北地域的政治文化差异则是更深层次的影响因素。正如梁其姿所言，"中国这个古老的帝国，直至明清仍以西北及北方为文明的中心，虽然当时无论在经济上、文化上，东南甚至岭南地区已是较发达的地区，但是历史上的政治与文化中心仍然被视为有最强元气的地域。尤有进者，金/南宋时代医学理论的新发展主要在北方，元以后的医家多以金元传统为正宗，亦在一定程度上加强了南方水土与南人体质较劣的刻板式的'偏见'"（梁其姿：《面对疾病——传统中国社会的医疗观念与组织》，北京：中国人民大学出版社，2011 年，第 248 - 249 页）。

　　不仅是对于疾病的解读有上述浓郁的社会文化色彩，对于不同医家、不同学派的倾向性用药，古人便早已从社会政治文化、地域等诸多医学技术之外的因素进行解读。例如，清代医家徐大椿《医学源流论》中有专篇"病随国运论"，其中有云："天地之气运，数百年一更易，而国家之气运亦应之。上古无论，即以近代言,如宋之末造,中原失陷,主弱臣驰,张洁古、李东垣辈立方,皆以补中宫,健脾胃,用刚燥扶阳之药为主,《局方》亦然。至于明季,主暗臣专,膏泽不下于民,故丹溪以下诸医,皆以补阴益下为主。"颇耐寻味的,也许并不在于张元素、李东垣、朱丹溪等宋金元医家的用药偏颇,是否真正如徐大椿所言是基于时势的考量,而在于后世医家如何从政治文化的视角对相关疾病与治疗进行解构。

其次,在疾病的医学解读之外,医患双方,尤其是病患一方对疾病的体验与书写,需要引起研究者,特别是医生的关注,这有助于理解技术之外病患的意义。《病患的意义》一书的作者图姆斯,是位多发性硬化症患者,书中指出,人和疾病的关系本质上是以生命存在为基础的现实关系,而绝不是首先处在与医学科学的理论关系中。医生是按照解剖学、生理学之类的科学理解来解释患者生病的生活体验的,而患者却是按照生命的正常生活受到破坏来看待身体功能的失调。在临床中,"临床(故事)的叙述"和通常意义下的"病史"问诊是有区别的。所谓"病史",实际上是病人对医生们不断提出的包含着目的的询问的回答,它是基于生物医学模式的观点对疾病的解释,它关心的焦点是那些"客观的"症状,代表了"医学的声音"。在这个过程中,医生一方面压制着那些代表病人个人主观的"生活世界的声音"或将其作为一些无关紧要的问题搁置在一边;另一方面,凭借医学的标准,从经医学引导的病人陈述中选取和抽象出一个"病种"概念来,这时医学实际上已将疾病从其所属的那个人身上抽象了出来，作为医学研究客观化的身体就不再是具体化的生命个体了（美·图姆斯著，邱鸿钟等译：《病患的意义——医生和病人不同观点的现象学探讨》，青岛出版社，2000 年）。

以往对于疾病的认知，主要依靠精英医者及其医学文本的描述，是纯粹的医者视角。而对于病患意义的省思，则将视野从精英医者转向一般病者的疾病体验，通过病者的诉说、笔记、日记等各种文本，可以获取更加感同身受的疾病理解，这也正是所谓的"从边际制造意义"①。有了这种视角转换，我们很容易在诸如曾国藩等晚清士人的书信中找到大量与疾病有关的内容。疾病对自我身体与精神的束缚，进而将疾病作为个人道德行为与家族命运的警示，皆是病患叙事中的常见主题②。所以，病者视角对于疾病的认知与体验，不仅不是纯医学专业技术视角的分析所能囊括的，而且还往往与医学专业分析呈现出巨大的差异。当从历史学的视角审视医学理论和治疗技术的变迁与更新时，这种差异所显示的病者主观体验与医学所谓的"客观"分析就没有绝对的高低之分与是非对错。而且，当新的医疗理论与技术取代旧有体系时，会更加感受到病者体验的真实，还有医学理论与技术经常不可避免的短暂时效性。

---

① 可参阅：(美)玛丽·E. 费塞尔著，徐靖捷译：《从边际制造意义——新文化医学史》，余新忠、杜丽红主编：《医疗、社会与文化读本》，北京大学出版社，2013 年，第 3 - 25 页。

② 可参阅：(英)沈艾娣著，赵妍杰译：《梦醒子：一位华北乡居者的生平》，北京大学出版社，2013 年；张瑞：《疾病的文化意义——晚清日记中的病痛叙事》，余新忠主编：《新史学·第 9 卷·医疗史的新探索》，北京：中华书局，2017 年，第 95 - 120 页。

第六讲
疾病的文化建构与隐喻

如上讲所论,疾病并非是纯医学层面的身体失调,病患对生命失序状态的自我感知、体验和叙述,都与其所处的社会文化氛围密切相关。尤其是当所患疾病又被当时的社会文化赋予诸多医学层面之外的附加诠释和过度引申时,被赋予了诸多关于虚弱、道德、地域等多个层面的隐喻①,病者所承受的要远大于疾病自身所带来的身体失序。

清代《王孟英医案》中有云:"不知医者,每以漫无着落之虚字,括尽天下之病。"面对疾病,虚弱是最容易被想到的症结所

---

① 可参阅:(美)苏珊·桑塔格著,程巍译《疾病的隐喻》,上海译文出版社,2003 年;邓寒梅:《中国现当代文学中的疾病叙事研究》,南昌:江西人民出版社,2012 年,第 43 - 48 页;谭光辉:《症状的症状:疾病隐喻与中国现代小说》,北京:中国社会科学出版社,2007 年。

在。本讲即以虚弱为例,分析疾病的文化建构与隐喻。考虑到医案是最能直接反映疾病诊疗过程历史情境的文本,除了对病因病机、治则治法、方药的医学记载外,部分医案还对病人失治误治过程,医家、医患、患者家庭与社会关系等有所描述,是了解古代医疗社会文化的重要途径。本讲便以民国时期徐衡之、姚若琴编纂的《宋元明清名医类案》为核心文本,在描述虚弱如何成为一种想象的病患的基础上,进一步分析惧虚和滥补的医学与社会文化原因,以及医患双方的心理诉求。

一、想象的虚弱

所谓想象的虚弱,是指病人原本不虚,但受特定社会文化与医学知识背景、医患心理等因素影响,而误判作虚弱之证的情形。对虚弱的想象,或是因身处特定的医疗社会文化背景,做出误判而不自知;或是医患双方及其周围群体基于某种特定目的,而做出的想象和界定。明清医案所反映的,主要有以下几种。

(一) 年老作虚

医案中最为常见的是将老人所患疾病作为虚弱之证,毕竟在常人看来老年人的身体是相对虚弱的,所以凭想当然以为老人所患之病皆为虚证。

清代《魏之琇医案》载一七十五岁老年患者,"凡食即呕,日呕涎沫数盆",开始就诊的医生处以二陈、干姜、肉桂等温补药,患者服药后病情加剧。转诊至魏之琇，魏氏以为此病症"皆属于火"，处以清热养阴之药而愈。即使患者已痊愈，却仍然有人疑问："老人阳气衰微，君常与黄连，得毋过乎？"魏氏反问道："老人阳虚，出自何说？"很显然，患者开始就诊的医生是基于年老多虚的先入之见而滥用温补。

清代《徐洄溪医案》所载杨秀伦外感停食案，患者年七十四，"医者以年高素封，非补不纳"，结果导致患者饮食停滞，"闻饭气则呕，见人饮食辄叱曰：此等臭物，亏汝等如何吃下！"即便如此，医生依然"惟以参汤续命"，以人参滥补。待徐大椿诊治时，处以生大黄，泻下积滞而愈。

清代医家王士雄虽以擅治温病而闻名，但其医案中却记载了大量滥补的案例。《王孟英医案》载戚氏老妇患痢疾，最初的医生"以年老，为舍病顾虚之治"，考虑患者年老多虚，不论疾病之虚实，而处以补虚之药。王士雄诊之，判断"此必温补所酿"，拿过之前医生开的方药来看，果然是人参、白术、干姜、吴茱萸、附子、肉桂、补骨脂、川椒等温补之药，于是感叹道："但知年老元虚，不闻邪盛则实。"治高若舟庶母痢疾案，之前的医生误治，也是"因疑高年火衰"，所以想当然"复加附子"。治蒲艾田鼻出血案，患者年逾花甲，自以为虚，于是"冬间广服助阳药"，导致热亢而出血，王孟英处以犀角等寒凉泻火药而病愈。治李叟狂证案，病人"年越古稀，意欲纳妾，子孙不敢从，因此渐病狂惑"，群医因患者年老便"广投热补"，结果"愈服愈剧"。王孟英诊之曰："此禀赋过强，阳气偏盛，故前欲纳妾。医不知既享大寿，得天必厚。"而且，"禀赋偏阳者，阴难充长，火易燎原"，所以本当处以养阴清热之药，但之前的医生凭想当然认为年老当温补，而处以附子、肉桂、仙茅、鹿茸、人参、巴戟天、紫河车等药，无疑是火上浇油。

清代《萧琢如医案》载刘鑫森之母伤寒案，患者年近七旬，一日感冒，萧琢如处以大青龙汤发汗，第二天刘鑫森对萧琢如讲："昨日之方，见者咸疑阻之，多以高年宜用温补为言，议论纷歧，莫衷一是。幸尊方为向所深信，即一概谢绝，照方煎服。"萧琢如评论曰："若不凭脉症，而但怵于高年，即不施补养，而或以搔不着痒之方塞责，万无愈理。庸医杀人，此其一端。"

（二）暴病、久病、病后作虚

暴病，即突然患病，病势急，病情重。尤其是壮年暴病，常被误作虚证。例如，《徐洄溪医案》载一汪姓病人得中风，医生处以人参、熟地等补益药，患者的母亲因为之前患病曾被徐大椿治愈，所以求诊于徐大椿。徐大椿处以小续命汤，之前的医生惊骇曰："壮年得此，必大虚之证，岂可用猛剂？"患者之母力排众议而服之。服后病减，但患者言语仍不利，徐大椿叮嘱其母曰："风毒深入，舌本坚硬，病虽愈，言语不能骤出，毋惊恐而误投温补也。"后果如徐氏所言，"月余而后能言，百日乃瘥"；叔子静中风案，患者"素无疾"，忽然患中风，徐大椿处以祛风消痰安神之品，认为如果"以参、附等药，助火助痰，则无一生者。及其死也，则以为病本不治，非温补之误，举世皆然也"。苏州府治东首杨姓痰证案，患者"年三十余，以狎游，私用父千金，父庭责之"，"医者以为纯虚之证，惟事峻补，每日用人参三钱"，导致"痰火愈结，身强如尸"。徐大椿处以清火安神之方，佐以莱菔子为末。患者家属欲付诊金时，徐大椿戏曰："增病之药值千金，去病之药自宜倍之。"因为人参价格不菲，所以"病者有惊惶色"，徐大椿曰："无恐，不过八文钱买蔔子为末耳。"

与暴病相反，久病即疾病迁延不愈。通常而言，疾病日久则耗伤气血，以虚证或虚实夹杂之证最为常见。但也有疾病历时较久而不虚者，若持久病必虚的先入之见，极易误判为虚证而滥补。例如，《王孟英医案》方氏女人案，患者泄泻脘痛，医者"只因久泻，遂不察其脉证，佥疑为虚寒之候"。与久病相似，病后多虚，今天老百姓的生活中也多有病后进补的习俗。正因如此，病后不加深察而尽作虚证的情形，在古代医案中也极为普遍。例如，清代《吴鞠通医案》载一鲍姓患者"大狂七年，先因功名不遂而病。本京先医、市医、儒医，已历不少。既而徽州医、杭州医、苏州医、湖北医，所阅之医不下数十百矣。大概补虚者多，攻实者少"，后吴鞠通以清热泻火药而愈。儒医，是宋代之后逐渐兴起的医者群体，多有先儒后医的从业背景，正所谓"不为良相，便为良医"，以医理见长，对传统中医理论水平的提升起到了重要的促进作用。与之不同，市医群体与民间百姓的接触最为直接和广泛，疗病以经验方为主，而疏于医理。这则医案中，将儒医与市医并称，从一个侧面也说明了，无论是从医理，还是从日常生活经验、心理而言，病后都极易被误作虚证。

又如,《魏之琇医案》载患者凌二官,年二十余,患热证初愈,医生认为病愈身体必虚,便凭想当然处以四君、干姜等温补之药,所服的丸药也是人参养荣丸,患者"久之益觉憔瘦,状若癫狂,当食而怒,则啮盏折箸,不可遏抑",很明显是妄用温补而复成热病。人参养荣丸,方出宋代《太平惠民和剂局方》,由人参、白术、茯苓、甘草、当归、熟地黄、白芍、黄芪、肉桂、橘皮、远志、五味子、鲜姜、大枣等组成,整体偏于温补。《局方》的方子偏温燥,因此自以朱震亨(号丹溪)为代表的金元医家开始便对其多有批评。正如《四库全书总目提要》所言,"儒之门户分于宋,医之门户分于金元。……观戴良作《朱震亨传》,知丹溪之学与宣和局方之学争也"。儒医的批判并不代表普通民众的拒绝,该方含有人参等补益药,颇合民众所好,因而在明清时期服用甚多,尤其是经济殷实、社会地位偏高者,如《红楼梦》中的林黛玉便一直服用该方。

《红楼梦》第三回"贾雨村夤缘复旧职　林黛玉抛父进京都"中载林黛玉初进贾府时,众人见黛玉身体面庞怯弱不胜,知她有不足之症,便问:"常服何药,如何不急为疗治?"黛玉道:"我自来是如此,从会吃饮食时便吃药,到今日未断,请了多少名医修方配药,皆不见效。"而且,"如今还是吃人参养荣丸"。

林黛玉所得之病在其他章回中也有交代,例如,第三回中写其"娇喘微微",第三十四回"情中情因情感妹妹　错里错以错劝哥哥"谓其"觉得浑身火热,面上作烧,走至镜台揭起锦袱一照,只见腮上通红,自羡压倒桃花,却不知病由此萌",腮上两颧发红、发热这是阴气亏虚的典型表现(阴虚证的典型临床表现有颧赤、潮热、盗汗、五心烦热、舌红少苔、脉细数等),可见林黛玉的咳喘之证是阴虚咳喘。正因如此,有些人认为林黛玉是肺痨之症,也就是我们现在所说的肺结核,事实倒不一定完全如此,但是阴虚咳喘则无所异议。

高鹗所续《红楼梦》后四十回历来褒贬不一,但高鹗对林黛玉所患阴虚咳喘的判断是没有错的,所以才会在其所续第八十二回"老学究讲义警顽心　病潇湘痴魂惊恶梦"中写林黛玉夜晚发热,咳嗽痰中带血。阴虚发热入夜尤甚,所以才会睡觉时咳嗽不停。阴虚则火旺,虚火灼伤肺络则血溢于外而致痰中带血,这些表现都是阴虚进一步加重的结果。

所以,无论是对于林黛玉的体质,还是她的病而言,人参养荣丸都不适合她。她的咳喘本身就是肺肾阴虚所致,用药自然应该避忌温燥之药,最好的办法是用"金水相生"之法,即通过补益肺肾阴气来治疗肺肾阴虚之证。从这个角度而言,林黛玉的死亡既是为人所伤,又是为药所误,诚为可怜。《红楼梦》甲戌本在第三回"贾母道:这正好,我这里正配丸药呢,叫他们多配一料就是了"旁有脂砚斋侧批曰:"为后菖、菱伏脉。"或许正因如此,刘心武在其所续《红楼梦》第八十六回"暖画破碎藕榭改妆 冷月荡漾绛珠归天"中才将黛玉之死归咎于"那菖、菱就与赵姨娘密谋,给黛玉配药时,掺进毒物,使其慢性中毒,积少成多,一旦发作,就是推敲原因,乃至查验药丸,发现小毒,实在无奈,也可推说配伍不慎,判不成刻意谋命"。退一步讲,即使不是掺进毒物,只要在配制人参养荣丸时加大人参、肉桂等温燥之药的剂量，便会使其火上浇油，加重肺肾阴虚而加速其死亡。况且是加重人参等补益药，在一般人看来人参价重，补药无过，虽为药误，却也鲜有人知。

扫码看原图

图52　《红楼梦》脂砚斋对林黛玉用药的批注

另外，《红楼梦》第二十八回"蒋玉菡情赠茜香罗　薛宝钗羞笼红麝串"写到林黛玉除了服用人参养荣丸外，还服用鲍太医所开的天王补心丹。天王补心丹，宋元以来多种医书有载，大致由人参、茯苓、玄参、丹参、桔梗、远志、当归、五味子、麦冬、天冬、酸枣仁、生地黄组成，补益气血、养心安神。如前所述，黛玉之病在肺肾，天王补心丹药不对症。但本回贾宝玉的一句话，还透露了清代喜用补益之药的社会之风。王夫人一时忘记了鲍太医所开丸药的名字,宝玉道:"我知道那些丸药,不过叫他吃什么人参养荣丸。"王夫人道:"不是。"宝玉又道:"八珍益母丸？左归？右归？再不,就是麦味地黄丸。"这四种丸药,皆是补益之剂。八珍益母丸,即在《局方》四君子汤、四物汤(由熟地、白芍、当归、川芎组成,补血的代表方)的基础上,加益母草而成,虽能益气、养血、活血,但显温燥。左归丸、右归丸是明代医家张景岳(张介宾,字会卿,号景岳,浙江绍兴人,温补学派的代表医家)所创补肾之方,左归补肾阴,右归补肾阳。麦味地黄丸,即在六味地黄丸基础上加麦冬、五味子而成,而六味地黄丸是由宋代医家钱乙在汉代张仲景肾气丸(又名八味地黄丸)的基础上减去温补阳气的附子、桂枝,从而成为补肾阴之方。对《局方》用药温燥的批评,前文已叙。六味地黄丸和八味地黄丸,不少明清医家如薛己(字新甫,号立斋,江苏苏州人,明代温补学派代表医家)、赵献可(字养葵,自号医巫闾子,浙江宁波人,明代命门学说的代表医家)等,滥用成风,张景岳偏于温补,时人早有批评,下文还有详述,暂不多叙。这就表明,林黛玉服用人参养荣丸,周围的人并不觉得奇怪,这既与大家眼中黛玉身体怯弱有关,也与当时社会尤其是官宦富贵之家的补虚之风关系密切。

(三) 女性不孕、产后作虚

女性不孕,虚实皆可导致,但常被误作为虚寒之证,而处以温补之药。明代《滑伯仁医案》载一妇人衄血案,滑伯仁并未指出患者不孕的原因,但由其体质"体肥而气盛"分析,痰湿应是主要病机。患者"自以无子,尝多服暖宫药",不但于病无益,最终"积久火盛,迫血上行为衄",导致出血。时至今日,类似思维依然普遍,民众多将"宫冷"作为不孕的主要原因,艾草、红糖、老母鸡等都是常用的温补药食,诸如本案的衄血等也都是滥补常见的"上火"表现。

与女性不孕相类似,产后多虚多寒,也拥有极为广泛的医学与民俗背景,以温补为核心的"坐月子"也成为颇具特色的中国医疗社会文化,今天依然存在很多争论。《张石顽医案》载一洋客巴慈明妇麻木案,该案未记载该洋人妇人为何就诊于中医,是无西医可求,还是主动选择,抑或是西医无效后的无奈选择,不得而知。患者产后眩晕心悸,遍体麻木。"专事女科者,用四物等血药,则呕逆不食",于是另就他医,医生"用姜、附等热药,则躁扰不宁"。最终由张璐"与理痰清火之剂,诸证渐宁"。

(四) 男性阳痿、遗精作虚

相比于情志抑郁、湿热等原因,虚弱,尤其是肾虚,是阳痿最容易首先想到的病因。明代《周慎斋医案》载一阳痿案,患者"年二十七八,奇贫,鳏居郁郁不乐,遂患阳痿,终年不举"。其阳痿源于所欲不得,情志抑郁,但误以为虚,所以"温补之药不绝","而证日甚",后经周慎斋"解心经之火郁"而愈。《徐洄溪医案》载嘉兴朱宗周痰证案,患者本是"阳胜阴亏之体,又兼痰凝气逆",医者误判为虚,"以温补治之",导致患者胸膈否塞,兼见阳痿,群医依然以为"脾肾两亏"。后经徐大椿处以清润、消痰等药而愈,感叹道:"世人乃以热药治阳痿,岂不谬哉!"明末清初医家喻嘉言《寓意草》中有"论士大夫喜服种子壮阳热药之误"一篇,针砭时弊,可资参阅。

遗精的常见病因与阳痿类似,也同样多被归咎为虚弱。清代《张石顽医案》载太史张宏蘧"劳心太过,精气滑脱,加以怵惕恐惧,怔忡惊悸不宁",先由都门之医"峻用人参、桂、附",后经吴门诸医"亦用参、附",张石顽以为该患者"始先虽属阳气虚脱",但是因为对虚证的恐惧,而过用人参、肉桂、附子等温热之药峻补,过犹不及,反受其害,导致"阳暴亢而反耗真阴"。清代《薛生白医案》载一患者遗精后又感受外邪,谓"病人自认为虚,医者迎合,以致邪无出路,转辗内攻加剧"。对医患双方惧虚、滥补的心理,一语道破。除了遗精,小便多、汗多等与遗精同样有"外泄"表征的疾病,也极易被误作为虚弱之证,而妄用温补。疾病虽不同,但背后的医患心理大致相同。例如,《滑伯仁医案》载临安沈君彰夏天伤暑,自汗如雨不止,本应清热解暑,但是沈氏自以为汗多便是阳虚,所以服用白术、附子等药温补。清代医家张山雷因之评曰:"不识症之咎,妄投药饵,宁不自杀而有余。"

可见,以上医生、患者、患者家属等面对疾病,所做出的虚弱判断,在很大程度上是因为对虚弱的先入之见,而形成的"想象的虚弱"。在他们看来,年老就是虚,大病就是虚,性爱就是虚,虚就要处以补药,徐灵胎因此感叹道:"时医总投温补"。

二、惧虚与滥补的成因

(一) 社会文化背景

尽管社会经济水平是影响中医学发展的重要因素,但从上述明清医案中,看不出社会经济发展水平与对疾病虚实判断和治疗之间的明确对应关系。究其原因,生活困苦,一旦患病,雪上加霜,容易想象为虚弱,而施以补养,此是常理。生活优越富足之人,更为关注健康而倾向补养,且补益药的价格通常比一般药物要高得多,人参等补益药更是如此,好多人误以价格高低衡量药物功效之大小,所以会选择价格相对昂贵的补益药养生,患病时也容易以补虚药疗病。清代《余听鸿医案》中有云:"国家无事,不可论兵;人身无病,不可论药。……故药能中病,大黄为圣剂;药不中药,人参亦鸩毒。服药者可不慎乎?"其医案中记载了不少孟河服人参误事的医案,如一广东郑姓患者,在申营业,以人参二两纳鸭腹中,煮而食之,五日后目光模糊,十日后两目青盲,不能视物。常熟北乡某,年约十六七,体本丰盈,父母恐其读书辛苦,兑人参两余,服后忽变痴状。余氏处以化痰清热之药而愈,感叹"爱之适以害之"。

就惧虚与滥补的社会群体而言,明清医案关注的焦点并不是贫富、社会地位不同的阶层之间的差别,而是文人知医群体对虚证的想象、恐惧与滥补。宋代之后,儒医兴起,文人知医非常普遍,明清之时尤盛。文人习医多基于文理与医理之间的比拟和互通,重诠释而少实践。所以,知医不深而想象虚弱,进而惧虚滥补的情形就很容易发生,因之成为明清医案中常见的批评对象。例如,前文所引《滑伯仁医案》临安沈君彰夏天伤暑案,患者自汗不止,本应清热解暑,但是沈氏自以为汗多是因为阳虚,所以服用附子等大热之药。清代医家张山雷在评注该案时讲:"此病家粗知医书,而全不识症之咎,妄投药饵,宁不自杀而有余。凡绅矜家案有数册医书,往往蹈此习气,可笑亦可怕。"《王孟英医案》载吴永言吐血案,吴氏"于十年前读《论语》不撒姜食之文,因日服之,虽盛夏不辍",妄用温补而致吐血。《余听鸿医案》常熟吴铸庵胀满案,医生便是见患者"案头有《临证指南》《医方集解》等书",而判断患者服药不效的原因是私自更方。因此,古代有识之医家强调"拣方医病,不如以理思之"(《胡慎柔医案》),"医之为术,全赖心思转变,刻舟求剑终无一验也"(《徐洄溪医案》),"辨证为医家第一要务"(《王孟英医案》)。

(二) 中医理论自身的特质与局限

《王孟英医案》载一妇人热病而见泄泻,医生张某误以为虚,而处以人参、黄芪、干姜、白术、鹿角胶等药温补,"泄泻愈甚,连服之,热壮神昏,汗出不止,势濒于危"。王孟英诊断为热盛,而处以白头翁汤加石膏、犀角、金银花、知母、天花粉、竹叶、栀子等寒凉药,"大剂凉解"。清代医家周鑅在评注该案时以为,王孟英的治疗"方遵古法,并不惊人。特读立斋、景岳书者,见之未免吃惊耳。不意浙省名手,狃于温补,如此真不能不归咎于景岳、立斋诸公矣"。王孟英所使用的白头翁汤是《伤寒论》中治疗热痢的经典方,由白头翁、黄连、黄柏、秦皮等苦寒药组成,王氏以此方加减疗病,正所谓"方遵古法",在深明医理之人看来并不惊人,但是在"狃于温补"之人看来则未免吃惊。周鑨提及的立斋、景岳,即明代医家薛己、张介宾,皆是明代命门学说的倡导者,临证喜用温补,诸多宗其学说的医家常有滥补之弊。所以周氏批判浙省医家狃于温补,应当归咎于景岳、立斋等医家的影响。

明代命门学说的核心观点,便是将两肾之间的动气作为人体的本原。命门学说医家极为重视命门之火,例如,明代医家赵献可云:"余有一譬焉。譬之元宵之鳌山走马灯,拜者舞者飞者走者,无一不具,其中间惟是一火耳。火旺则动速,火微则动缓,火熄则寂然不动,而拜者舞者飞者走者,躯壳未尝不存也。故曰汝身非汝所有,是天地之委形也。余所以谆谆必欲明此论者,欲世之养身者治病者,的以命门为君主,而加意于火之一字。"很明显,赵氏补命门之火以养生与治病观点的形成,基于对"走马灯"的观察和类比,而缺乏从医学理论和实践层面的全面考察和深入评估。这种基于事物表层关联性而形成的理论在中医学中很常见,今天的中医学术共同体也因之把象思维作为中医学最为重要的基本思维方式。面对这种理论构建方式所决定的中医理论特质与局限,若拘泥于局部而失于整体探究,则很容易对某一学说过分渲染和夸大,从而影响对疾病的理解以及治疗方案的选择。所以,命门学说医家临证喜用温补之法,固然促进了中医温补学派的形成,有益于寒性疾病,但若只知温补,面对疾病时就容易想象虚弱而滥用温补。

明清有识之士对此也有所反思与批评。例如,黄宗羲评张景岳"独详参、附之用",流弊无穷。清代医家徐灵胎作《医贯砭》专门批评赵献可《医贯》,书中有曰:"人之元气藏于肾中,肾之阴阳必宜保护,不宜戕贼,比诸脏为尤重,何等明白。乃幻成真假无形有形,根源太极等语,其说愈微妙,愈俚鄙荒唐。""此篇之论,专为尽天下之病皆用八味而设,便讲出儒、释、道三教之合一,以见八味之不可不用,此等乱道无一字连贯。"《四库全书总目提要》对此惧虚与滥补之风有所批评,因而对徐氏之论评价颇高,《医贯砭》条评曰:"明赵献可作《医贯》,发明薛氏医案之说,以命门真水真火为主,以八味丸、六味丸二方通治各病。大椿以其偏驳,作此书辟之。考八味丸即《金匮要略》之肾气丸,本后汉张机之方,后北宋钱乙以小儿纯阳,乃去其肉桂、附子,以为幼科补剂,名六味丸。至明太医院使薛己,始专用二方为补阳补阴要药,每加减以治诸病,其于调补虚损,未尝无效。献可传其绪论,而过于主持,遂尽废古人之经方,殆如执诚意正心以折冲御侮,理虽相贯,事有不行。"《续修四库全书总目提要》清冯兆张《冯氏锦囊秘录》条有云:"自李杲、朱震亨提倡补脾、滋阴,各有心得,薛己承其流而扬其波,以温补得名,赵献可更以补肾为治病总纲,遇对症固能收效,而流弊孔多,徐氏大椿作《医贯砭》痛斥献可,其风始杀。兆张老于医事,当清初赵说盛行之时,亦沾沾以此义相标榜,虽博时名,其书究不为识者所重,即在于此。"

（三）医患双方心理

徐大椿在其《神农本草经百种录》中曾云："今医家之用参救人者少，杀人者多。"究其原因，除了药不对证，以及前述中医理论自身的特质与局限所致的误判外，徐大椿还分析了医患双方的心理，"一则过为谨慎，一则借以塞责，而病家亦以用参为尽慈孝之道"。用人参来补虚，即使药不对证而致病人死亡，不仅医生可免于患者家属责难，患者家属也以为已经用人参这样昂贵的药物来补虚了，是病人命已至此，正如《徐洄溪医案》中所云："及其死也，则以为病本不治，非温补之误，举世皆然也。"由此便会明白，为何《红楼梦》中贾瑞百医不效后，贾代儒要往荣府寻人参，以做最后的赌注，"倏又腊尽春回，这病更又沉重。代儒也着了忙，各处请医疗治，皆不见效。因后来吃独参汤，代儒如何有这力量，只得往荣府来寻"。

贾瑞的病，"心内发膨胀，口内无滋味，脚下如绵，眼中似醋，黑夜作烧，白日常倦，下溺连精，嗽痰带血"，"指头告了消乏"，手淫无度，精气大亏于下，所以会出现脚下如绵、眼中似醋、黑夜作烧、白昼常倦、下溺连精。贪欲动神，心火妄动于上，则会出现心内发膨胀、口中无滋味、嗽痰带血。其病上盛下虚，治疗当上清心火，下补肾虚，本当忌用温补。腊尽春回，阳气转盛，则原本虚火内炎之病症加重，投医不效后，贾瑞的祖父贾代儒往荣国府寻人参来治病。人参补气而性燥，服后会加重原本亢盛之心火，其性燥又能销铄肾精而加重下虚，其后果可想而知。很明显，贾瑞之死,与误服人参密切相关,但缺少医药知识背景者,很少能从《红楼梦》荣府寻人参这一段读出弦外之音。

因此,若想全面分析古人对于虚弱的想象与补虚,还需要回到具体的历史情境中,分析医患双方,乃至医者之间、患者与家属之间、患者与患者之间等复杂的社会文化心理。虚弱更接近民众对大病、重病、久病的自我判断,补虚要比泻实更贴合民众的治疗心理。《徐洄溪医案》嘉兴朱亭立翻胃案,朱氏曰:"我遇武林名医,谓我体虚,非参附不可。"徐大椿谓其"将有热毒之害",患者依然"笑而腹非之,似有恨不早遇此医之意"。后来患者病逝,徐氏由之感叹:"天下之服热剂而隐受其害者,何可胜数也。"尤其是对于家境殷实富贵之人,此心理尤为明显。《徐洄溪医案》刘松岑中风案,徐大椿处以至宝丹以开窍化痰,并"嘱其勿服他药,恐医者知其酒客,又新纳宠,必用温补也"。徐大椿认为该病"能延岁月,不能除根。若求全愈,过用重剂,必至伤生",但"富贵之人,闻此等说,不但不信,且触其怒,于是谄谀之人,群进温补,无不死者,终无一人悔悟也"。

除了要迎合患者及患者家属的心理需要,有的医者因顾及同行的评价而补虚以求稳妥。《徐洄溪医案》载松江王孝贤夫人,平素有血症,近来因感冒变成痰喘,日夜俯几而坐,不能卧。先经常州名医法丹书调治无效,遂求诊于徐大椿。徐大椿判断此病当用小青龙汤,外散寒邪,内化痰饮。法丹书曰:"我固知之,但弱体而素有血证,麻、桂等药可用乎?"法氏顾及患者体质及平素的血证,虽然知道当用小青龙汤,但因方中有麻黄、桂枝等作用强烈的发汗药,而不敢使用。徐大椿曰:"急则治标,若更喘数日,则立毙矣。且治其新病,愈后再治其本病可也。"主张当先用小青龙汤治痰喘,新病愈后再治其以往的血证。法氏曰:"诚然。然病家焉能知之? 治本病而死,死而无怨。如用麻、桂而死,则不咎病本无治,而恨麻、桂杀之矣。我乃行道之人,不能任其咎,君不以医名,我不与闻,君独任之可也。"此时法氏考虑的已经不是患者的疾病,而更多顾及的是患者家属以及同行医生群体的看法。徐大椿曰:"然服之有害,我自当之,但求先生不阻之耳。"遂与服,饮毕而气平就枕,终夕得安,然后以消痰润肺、养阴开胃之方,以次调之,体乃复旧。徐氏因之评价道:"法翁颇有学识,并非时俗之医,然能知而不能行者,盖欲涉世行道,万一不中,则谤声随之。余则不欲以此求名,故毅然用之也。凡举事一有利害关心,即不能大行我志。天下事尽然,岂独医也哉?"正如近代名医陆渊雷为《宋元明清名医类案》所作序文中所言,"师弟相诫,务用淡泊之药,以寡过而诿责"。《徐洄溪医案》王叙揆中风案,之前的医者进人参、附子、熟地等药,煎未成服,徐大椿诊其脉,洪大有力,面赤气粗,此乃"痰火充实,诸窍皆闭,服参、附立毙"。于是徐大椿处以小续命汤,并去掉了方中桂心、附子等温热药,加入了清热泻火的大黄,但"假称他药纳之,恶旁人之疑骇也",这也是顾及患者及其家属、其他医生心理的无奈之举。

三、余论

医案记载的核心是疾病的诊治过程,所以受文本主旨所限,单从医案中几乎看不到国家政治、地方治理、宗教、性别等在想象虚弱层层建构过程中的影响。但若将研究文本扩展到医案之外更多的类型,将研究医学放置于更加多维的历史情境中时,或许会获得更多的拼图,从而有可能将诸多拼图组成一幅更加真实全面的历史图景。这不是一篇文章所能解决的问题,本讲以明清精英医家医案为核心的考察,也仅仅是能增加研究的问题意识,呈现历史图景的某一局部拼图,更多广泛而深入的研究还有待于多学科学者的协同合作。

重新回到本讲一开始所引的王孟英之语,"不知医者,每以漫无着落之虚字,括尽天下之病",对虚弱的想象不仅是医患及其周围群体的个别事件,若从政治治理的角度加以审视近现代历史,想象的虚弱还经常成为简化复杂社会问题的重要方式。例如,近代以来,民众身体素质的提升被作为摆脱国家落后困境的重要途径之一,对"东亚病夫"的想象以及反复自我刺激[1],无形中也加深了对虚弱的厌恶和对补虚强体的渴求。当文化模塑、医学论证、个体需求与政治表达错综复杂地纠缠在一起时,

---

[1] 可参阅:杨瑞松:《想象民族耻辱:近代中国思想文化史上的"东亚病夫"》,《台湾政治大学历史学报》2005 年第 23 期,第 1 - 44 页;张仲民:《近代中国"东亚病夫"形象的商业建构与再现政治——以医药广告为中心》,《史林》2015 年第 4 期,第 107 - 118 页。

这种情形下的滥补之风,因其基于特定的医学理念、社会文化和政治导向而形成,医患双方身处该社会氛围当中,一切似乎显得理所当然,常常在不自觉中选择并不恰当的治疗方案。所以,对中国社会滥补现象的理解与评价,应该结合具体的社会文化与政治背景,以及传统中医学理论的自身特质,来理解和评价医患双方的心理与行为。同样,对它的纠正,不能单纯从医学入手,社会文化观念的整体转变也极其重要。

1980 年代后,我国经济迅速发展,民众生活水平明显提高,对健康的需求也愈趋强烈和多样。但与之发展不匹配的是,对健康的全面评估和对疾病复杂性的科学认识依然缺乏。患者自我对疾病的感知、患者家属的情感参与、医生的职业使然与感性纠葛、地方及国家的医疗卫生政策,四者之间的关系平衡与处理依然不甚理想。特别是近几年,各种养生理念与方法井喷式出现,追捧者皆不在少数。除了本讲探讨的虚证与补虚一如既往有存在空间,实证作为虚证的对立面,市场也很巨大,排毒之风也蔚为可观。滥补与妄泄,表面上看起来是对立的,但其背后的民众心理与社会文化却很相似。即使是对传统中医学不感兴趣的人而言,他们所持的评断标准"科学",似乎也经常背离科学精神,诸如国人对抗生素的滥用、对静脉点滴的迷信等过度医疗现象,又何尝不是源于某种文化的渲染与恐惧? 科学固然不能解决全部问题,但科学精神的培养却是一剂良药,中国的科普工作依然任重道远。什么是疾病? 医生、病人、家属与国家都需要重新定位与反思。

养生

养生，保养生命，这与《汉书·艺文志》对方技"生生"之用的目标定位，有异曲同工之妙。但是，中医业界以往谈论养生，很少从方技之学这个源头谈起，特别是方技之学除了医经、经方之外，尚有房中、神仙，对其多持先入之见而一味批判，其中所蕴含的古人养生理念更是少有深究。基于此，本专题第一讲便重点讲述方技中的房中、神仙之学与养生的密切关联。但在此无意矫枉过正，亦不避讳其中糟粕之处，而是相对客观地呈现其背后的养生理念。第二讲则以《黄帝内经》对养生的论述为框架，略陈古代医家的认知，并兼以品评。

第七讲
方技之学与生生之具

"养生"一词首见于《庄子·养生主》。庖丁曰:"良庖岁更刀,割也;族庖月更刀,折也。今臣之刀十九年矣,所解数千牛矣,而刀刃若新发于硎。彼节者有间,而刀刃者无厚;以无厚入有间,恢恢乎其于游刃必有余地矣,是以十九年而刀刃若新发于硎。"梁惠王说:"吾闻庖丁之言,得养生焉。"晋代郭象注释《庄子》此篇曰:"养生非求过分,盖全理尽年而已矣。"庖丁解牛的关键在于认识到肌肉骨骼之间的缝隙所在,目无全牛,方能游刃有余。所以,养生的关键亦在于依从生命的本性,顺性而为,不卑不亢,过犹不及。正如元代李鹏飞《三元延寿参赞书》中所云:"真人曰:养性之道,莫强所不能堪尔。《抱朴子》曰:才不逮,强思之,力不胜,强举之,伤也甚矣。强之一字,真戕生伐寿之本。"元代滑寿《难经本义》:"夫忧思恚怒,饮食动作,人之所不能无者,发而中节,乌能为害?过则伤人必矣。故善养生者,去太去甚,适其中而已。昧者拘焉,乃欲一切拒绝之,岂理也哉?"强调发而中节,去太去甚,适其中,皆是顺性而为。

《汉书·艺文志》将方技之学分为医经、经方、房中和神仙,称四者为"生生之具"。生生之具,便是长养生命的工具。长养生命既需要医经、经方这样狭义医学的帮助,以祛除疾病,也需要房中、神仙中所蕴含的养生之术,以益寿延年。尽管房中、神仙与医学的知识关联曾如此密切,但在隋唐以后的史志目录中却渐行渐远,这恐怕与儒家思想逐渐成为社会政治文化的主导密切相关。例如,唐代颜师古注释《汉书·艺文志》时便已认为方技为"医药之书",《宋史·艺文志》医书类房中已不见,神仙仅涉少量服食养生,《明史·艺文志》将医学归入"艺术类",房中、神仙自然不会列入,《清史稿》医家类亦不录房中、神仙。

前面章节曾经分析过,房中、神仙之学并非凭想当然认为的那么简单和愚昧,而是作为重要的养生之术曾广泛流行于当时社会,它们对身体结构与功能的认识曾深刻影响了中医学理论体系的建构。所以,这一讲结合房中、神仙之学从源头上来说明和补充中医学的房中养生方法和行气导引养生。

一、房中损益

食、色,性也。饮食、男女,人之大欲存焉。饮食是为了维持自我生命,性爱则是繁衍生命所必需的,都是人类社会得以存在和延续的基本前提和保证。越是看起来最平常的事,越容易日用而不知其理，也最容易出现问题，所以，养生就要首先从这些基本问题入手。

性是人类的本能行为，但以性为基础，有目的地通过一定的技术控制来完成两性交合，简言之就是"房中术"，其产生则相对较晚。房中，远非性爱本身所能囊括，也完全不是像《金瓶梅》等明清艳情小说所描绘的那般满目肉欲。性爱，是中国传统文化常用的诠释符号。男女和合孕育生命的过程，恰似是宇宙形成、发展、演化的一个比拟和缩影。如此便不难理解，为何古代有的房中著作和天文历法著作都会托名"容成"同一人所作。《类修要诀》中"交媾法"云："天门细吸清风气，地户牢关莫出声。"天门、地户同样也是古代天文学中的称谓。江晓原在其讨论古代天学历法的专著中，阐释了这种现象背后的古代逻辑思维，"上述这类思想，当然很难找到多少科学根据，但它们表明，在古代中国人心目中，历与性之间确实存在着重要联系。其原因，则仍当求之于古人所深信的天人合一、天人感应观念。在这样的宇宙观之中，人的生活很自然地被认为必须与自然界（即'天'）之变化相配合。而性生活又尤其如此，因为阴阳交合，非独男女之间而然，天地万物也赖此才得生息衍化"（江晓原：《天学真原》，沈阳：辽宁教育出版社，1991 年，第 210 页）。

透过马王堆出土的房中类文献，如《养生方》《杂疗方》《胎产书》《十问》《合阴阳》《杂禁方》《天下至道谈》，我们可以看到最迟在汉代，房中已经具备了相当完备的体系。《史记·扁鹊仓公列传》载淳于意师从公乘阳庆学医时，"受其脉书上下经、五色诊、奇咳术、揆度、阴阳外变、药论、石神、接阴阳禁书"。也说明了房中这种"接阴阳"之术，已经成为当时医药知识系统的重要组成部分。史志所著录的房中类文献，在五代之后虽大多亡佚于中国，《千金要方》《外台秘要》中所保留的房中文献仅点滴而已。庆幸的是，因隋唐之际中日的频繁交流，许多已亡佚于中国的古代房中类文献被收入日本医家的著作中，其中又尤以日本永观二年（宋雍熙元年，984 年）由丹波康赖所撰的《医心方》卷二十八"房内"所收最多，可以一窥古代房中文献之面貌。

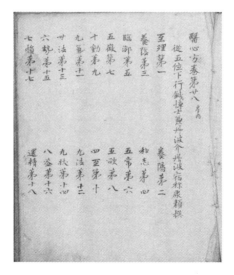

扫码看原图

图 53 东京国立博物馆藏《医心方》
卷二十八（江户时代抄本）

房中作为方技的重要组成部分，是古人常用的养生方法，《汉书·艺文志·方技略》中云："房中者，情性之极，至道之际。……乐而有节，则和平寿考。"从今天被奉为中医经典的《黄帝内经》来看，中医与房中关联的蛛丝马迹就愈加明显了。《黄帝内经》中黄帝问应当如何调摄阴阳，岐伯回答说："能知七损八益，则二者可调。不知用此，则早衰之节也。"七损八益，便是房中应避忌的七种和倡导的八种情形或操作。在马王堆出土房中文献《天下至道谈》以及《医心方》等存世文献中，都有所记载，暂不赘述。

若进一步深究房中何以被中医作为调摄人身阴阳的关键，那么就涉及到房中的一些关键问题了。拙著《中医学身体观解读》中，曾以"术与气"的结合来概括房中的主旨。术，即各种技术、方法。亲吻、爱抚等激发爱欲的手段，古今皆然，自无需多言。除此之外，房中还有大量的"体位"，姑且称其为体位，却又与今天所言大不相同。房中的体位，多是模仿动物的"仿生性"姿势，例如马王堆《合阴阳》中的"十节"，便是对虎、蝉、猿、兔、鱼等十种动物姿势的模仿。仿生，也是方技神仙之学行气导引的术势来源。《庄子》中"熊经鸟伸"，《抱朴子》中龙导虎引、熊经龟咽、燕飞蛇屈鸟伸、猿据兔惊等，皆是如此。马王堆出土《导引图》，许多术势图像旁边更是直接注明模仿何种动物，算是出土实物之佐证。由此可见，房中的体位姿势，其目的或者说期盼达到的愿景，并不是《红楼梦》里贾琏对王熙凤说的"改个样儿"尝鲜，也不是《金瓶梅》里西门庆的百般花样纵欲，而是与导引行气一样，关注的是养生。正如李零所言，古人常常是从方技体系的整体来理解房中，古代性技巧体系,在古人看来,主要就是一种与行气、导引类似的养生方法(李零:《中国方术正考》,第 361 页)。从这个视角来观察,房中术的一些爱抚技巧,也变得"意味深重"。马王堆《合阴阳》中有对爱抚的详细描述,爱抚部位细致到一个个具体的身体部位点,按序爱抚,不厌其烦,直至女性"气至",出现一系列意欲交接的"五欲之征",方才男女和合。房中的这种爱抚,部位远超出乳房、阴部等部位,且"靶点"很准确,并非乱抚一通,很容易联想到中医点按穴位对经络之气的激发。两者彼此影响之先后与主次虽不好说,但它们对身体之气的激发和体验则是一致的。

房中的"术",远不止以上例举的仿生体位和身体爱抚。体位和爱抚充其量仅是实现房中养生目的的辅助性手段。纵览房中文献,房中的关键在于精气沿任、督二脉,在下丹田与脑之间的小周天循环。这种小周天循环,并非房中独有,实际上是整个中国古代各种导引行气养生功法的核心和关键。现藏于天津市博物馆的"行气玉佩铭",是我国现存最早的行气文献,铭文中的"天之本""地之本"等表述所揭示的便是上述小周天功法,有的学者直接以房中行气释之①。被称为方技之宗的扁鹊,今存托其所著的《难经》一书,书中将"肾间动气"作为生命之本原,直接促使了明代命门学说的建构和温补之风的盛行。肾间动气,即是房中关注的脐下丹田。从这里看,前文所述扁鹊医学与房中的

———————————

① 可参阅:马伯英:《中国医学文化史》,上海人民出版社,1994 年,第 265 - 266 页。

关联就愈发不显得突兀了。另外，《黄帝内经素问·五脏别论篇第十一》中，黄帝对岐伯说："余闻方士，或以脑髓为脏。"以脑髓为脏腑，这与《黄帝内经》的五脏六腑明显不同，而脑恰恰是房中等方士阐发精气在上下丹田之间周天循环时的重点。

对于房中应如何实现精气的小周天循环，按古人的逻辑思维，得首先保证精气不妄泄于外，才有可能使不泄之精气完成小周天功法。这就涉及到房中向来被批判的忍精不射、还精补脑等理论与操作。《抱朴子》中讲："房中之法十余家，或以补救伤损，或以攻治众病，或以采阴益阳，或以增年延寿，其大要在于还精补脑之一事耳。"在古人看来，两性交合时，若体内之精泄于外，便起到生殖的功用，是形成新生命的基础。若精气不泄于外，则能发挥养生的功用。所以，同样的精气，依据是否在两性交合过程中由外阴而泄，便具备了不同的内涵。生殖之精的内涵很局限，仅为孕育新生命之用，但是不泄于外而作房中养生之用时，其内涵又被远远放大，成为培补生命之精华物质。简言之，在房中养生的语境中，生殖之精被赋予了更多的抽象内涵，成了滋养身体之精气，这也是前述《黄帝内经》为何将房中作为调摄阴阳以防早衰之变的原因所在。精气不外泄，不但能壮养丹田，还能使精气逆转至脑，进而"贯通四支，溢益气血，驻颜不老"（《素女妙论》），发挥房中养生之功用，此即还精补脑。可见，还精补脑的前提是交接不泄，不泄的关键又在于丹田固精，使精不至于从前阴而出。丹田的这个功能，恰恰是中医学中"肾藏精"的功用。在马王堆出土的医经、经方类文献中，生殖的核心是外生殖器，还看不到《黄帝内经》中肾藏精的表述，以及肾开窍于前阴的关联。它们之间如何完成了这种过渡？从方技之学的视角来看，房中是重要的促成因素。在《黄帝内经》中，身体的各种功能都被划分归类于五脏系统之中，把通过房中等方技之术所体验到的丹田之气，以及依赖丹田之气调控的前阴，归于与之相近的肾脏，是最容易联想到的归纳。房中对丹田与脑髓精气小周天循环的论述，着重阐发了丹田、前阴、髓、脑之间的联系，这很可能是中医学肾主髓、脑为髓海等理论得以形成的重要启迪和促成因素。

另外，与上相类，房中还将收缩肛门，作为固摄丹田的精气而不由前阴外泄的重要方法，这对中医学肾主后阴理论的形成也同样具有深意。实际上，提肛运动的养生意义，并不限于生殖系统，今天依然是可倡导的简便养生方法，国外学者也有关注研究，并非无稽之谈。

对"还精补脑"的批判，古人早已有之，毋庸讳言。两性愉悦之际，忍精不射非但不愉悦，硬憋着将射之精，既不会还精补脑，也无益于生殖系统健康。今天我们重新翻阅古代房中文献，自然不是为其中的多多御女、采阴补阳、还精补脑之类翻案。而是抱有同情之理解，试图复原古人的思维，将房中作为了解汉代方技之学的窗口。尤其是现存的医经、经方类文献本来就很有限，借助房中文献以了解方技之学的知识背景、思维方式和身体体验，有助于我们更好地理解《黄帝内经》之前早期医学知识的可能面貌，及其向《黄帝内经》经典知识体系的迈进。

历史研究的魅力就在于,今天看似偶然,甚至是超乎理解的事件,曾经是某些事件的重要因果。房中曾经开花,但未曾结成梦寐以求的果实,但它的思维与知识,却是中医学的重要泉源之一。今天重新回顾与揭示房中与中医的历史关联,并非是要刻意拔高和夸大这种关联,而是本着学术研究应有的历史观,呈现中医学理论体系得以构建的多个侧面。这有助于我们理解中医知识来源的复杂性,以及理论构建的多元化。

二、行气导引

《汉书·艺文志·方技略》云:"神仙者,所以保性命之真,而游求于其外者也。聊以荡意平心,同死生之域,而无怵惕于胸中。""神仙"与"房中"同为方技之学的重要组成部分,通过各种方法以达到"保性命之真"的目的,是古代养生知识系统的重要组成部分。

《汉书·艺文志·方技略》著录"神仙"著作计有以下几种:《宓戏杂子道》二十篇、《上圣杂子道》二十六卷、《道要杂子》十八卷、《黄帝杂子步引》十二卷、《黄帝岐伯按摩》十卷、《黄帝杂子芝菌》十八卷、《黄帝杂子十九家方》二十一卷、《泰壹杂子十五家方》二十二卷、《神农杂子技道》二十三卷、《泰壹杂子黄冶》三十一卷。步引,是导引的一种,是在步行基础上兼作导引的动作,包括立式和走式的多种姿势。按摩,是以外力施于他体,亦是导引的一种。古人所讲的导引并非仅仅是一种单纯的肢体动作,而是在肢体屈伸俯仰的基础上，配合呼吸吐纳等行气方法。行气是吐纳、调息、胎息等呼吸功法的总称。导引与行气作为古代重要的养形练气之术，彼此密切相关，互为促进，正如《灵剑子·导引势》所云："凡欲胎息服气，导引为先，开舒筋骨，调理血脉，引气臻圆，使气存至。"芝菌，芝形如菌而大，《抱朴子·仙药》中云："五芝者，有石芝，有木芝，有草芝，有肉芝，有菌芝。"古人认为服之可以成仙，是服食的一种方法。黄冶，属于炼丹术，亦是服食的一种方法。由以上可见，《汉书·艺文志》所讲的神仙，内涵非常丰富，包括导引、行气、服食等多种养生术。

行气实际上可分为"单独的行气"和"作为辅助而存在的行气"两种类型。单独的行气，是指单纯的呼吸吐纳之术，与气之密切关系自然无须多言。作为辅助而存在的行气，是指它常常依附于其他功法或技术操作，而被赋予了不同的内涵。例如，前文所讲的房中术亦融合了行气之法，行气成为了房中气聚丹田以收摄精气的关键。再如，马王堆出土文献《却谷食气》中的行气就是作为辅助"却谷"而存在的。却谷，又有称享谷、辟谷、绝谷、断谷、止谷、休粮、绝粮者，亦即停食五谷以达到养生的目的。却谷并不是什么也不吃，而是常食用石韦、枣、松、柏类、白术等替代品，并配合行气之法。如，《却谷食气》中云："却谷者食石韦，朔日食质，日加一节，旬五而止；旬六始匡，日去一节，至晦而复质，与月进退。为首重、足轻、体疹，则响吹之，视利止。"当却谷出现头重、脚轻、皮疹等表现时，就应该采用"响吹"的行气方式进行辅助和补益。

另外，"行气"的内涵，还经常被作为"导引"中的一部分而体现，例如《庄子》中云："吹呴呼吸，吐故纳新，熊经鸟伸，为寿而已矣。此导引之士，养形之人，彭祖寿考者之所好也。"把"吹呴呼吸"行气之术与"熊经鸟伸"一起作为导引之士、养形之人的所好。所以说，早期的行气可能仅仅是导引中必不可少的一部分，是后来才慢慢分化出来的。这就说明，行气往往是通过"术"来体验和控制"气"的，亦即是术与气的结合，正如《抱朴子》中所云："或伸屈，或俯仰，或行卧，或倚立，或踯躅，或徐步，或吟，或息，皆导引也。"明代《逍遥子导引诀》："四肢亦欲得小劳，譬如户枢终不朽，熊经鸟伸，吐纳导引，皆养生之用也。"

导引的起源很早，从古代文献记载来看，如《黄帝内经》称"往古人居禽兽之间，动作以避寒，阴居以避暑"，《吕氏春秋》载"昔陶唐氏之始，阴多滞伏而湛积，水道壅塞，不行其原，民气郁阏而滞著，筋骨瑟缩不达，故作为舞而宣导之"，早期的导引或许仅仅是为了驱寒而采取的相对被动的动作。后来才逐渐作为一种目的性很强的养生之术或治疗手段，例如，《史记·扁鹊仓公列传》载："臣闻上古之时，医有俞跗，治病不以汤液醴醪，镵石挢引，案扤毒熨。"司马贞《史记索隐》注释"挢"曰："为按摩之法，夭乔引身，如熊顾鸟伸也。"注释"扤"曰："按摩而玩弄身体使调也。"就是以导引的手段来达到祛病养生的目的。而且，随着导引的发展，逐渐形成了系统规律的术势，至迟在西汉初期马王堆帛书《导引图》中已经能够看到这种非常成熟、系统的导引术势了，如下图所示。

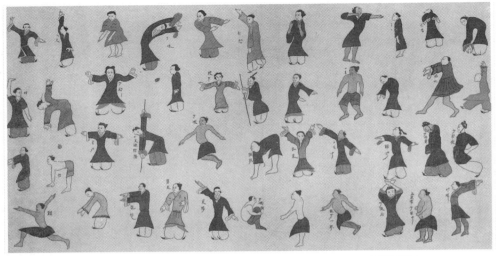

图 54　马王堆帛书《导引图》复原图

扫码看原图

　　以上图势中的一部分可见文字旁注，如"鹤唳"、"龙登"、"沐猴讙"、"熊经"、"鹞"等，表明古代导引术势多是模仿动物姿势而创造的，其意正合《庄子》所云"熊经鸟伸"。其他导引文献中，亦可见到这种动物仿生导引术势，例如，张家山汉简《引书》中载有尺蠖、凫沃、蛇垔、虎顾等；《云笈七签》所载"宁先生导引养生法"，则直接把仿生导引术势称为"某某行气"，如"蛤蟆行气"、"龟鳖行气"、"雁行气"、"龙行气"等。

　　另外，这些仿生导引术势亦可见于房中术或武术。中国传统武术注重形气并修，也从一个侧面说明，古人对导引的认识从不孤立地认为是一种单纯的肢体动作，不是单纯的"术"，而是术与气的结合。在房中术中，仿生性姿势亦是作为激发气至的重要手段,术与气经常是一并进行讨论的,例如,马王堆《合阴阳》中载有虎游、蝉伏、尺蠖、麢陪、蝗蹶、猿踞、蟾蜍、兔骛、蜻蛉和鱼嘬十种仿照动物的术势。

导引、行气是神仙之学的核心,也是与房中并列的重要养生方法,对当时的社会产生了巨大的影响。透过马王堆出土的房中、神仙等养生类文献,可以看到它们对身体脏腑的论述以及阴阳五行学说的运用,远远比《黄帝内经》要早得多。导引、行气都曾经渗透到中医学中,成为中医学养生和治疗体系的重要组成部分。例如,张仲景《金匮要略》中云:"四肢才觉重滞,即导引、吐纳、针灸、膏摩,勿令九窍闭塞。"隋代巢元方《诸病源候论》中所云:"引之者,引此旧身内恶邪伏气,随引而出,故名导引。"在《诸病源候论》中可以见到大量养生方导引法内容,与考古出土所发现的江陵张家山《引书》有很大的相似。

前文已述房中养生的关键在于通过各种方法使气聚于丹田以固摄精气,行气导引与之相似,通过折腰、伸小腹、缩二阴、咽唾等方法,吸精气而咽之,使精气内聚于丹田,然后通过沿任督二脉的周天循环,使精气布散于周身以发挥其养生功用。中医学借鉴了这些理念和方法,将丹田、二阴、脑、精气等等之间的密切关系与肾相关联,倡导通过导引行气之法来补肾养肾,肾得养则精气得以固摄,精气固则周身有所养,精神内守,疾病不生。

例如,宋代俞琰《席上腐谈》载病案一则,案云:"木渎酒肆,吴其姓者,病精滑不禁,百药不可疗。予授以一术极简易,但胁腹缩尾闾，闭光暝目，头若带石，即引气自背后直入泥丸，而后咽归丹田，不问遍数，行住坐卧皆为之。仍教以服既效方保真丸，彼亦不服，但行此术。不半年后见之，疾已愈，而颜如桃矣。"明代何良俊《四友斋丛说》载一案，与上案相类似，但记载更为详细，案云："陈书林云：余司药市，仓部轮差诸君请米受筹，乡人张成之为司农丞，监史同坐。时冬严寒，余一二刻间，两起便溺。问曰：何频数若此？答曰：天寒自应如是。张云：某不问冬夏，只早晚两次。余谂之曰：有导引之术乎？曰：然。余曰：旦夕当北面。因暇叩请，荷其口授曰：某先为李文定公家婿。妻弟少年，遇人有所得，遂教小诀。临卧时，坐于床，垂足，解衣，闭气，舌挂上腭，目视顶门，仍提缩谷道，以手摩擦两肾腧穴各一百二十次，以多为妙。毕即卧，如是三十年，极得力。归禀老人，老人行之旬日，云真是奇妙。亦与亲旧中笃信者数人言之，皆得效。"案中所述的行气导引功法并不复杂，其关键在于舌抵上腭、目视顶门、提缩肛门和手摩肾腧穴。清代徐文弼《寿世传真》中称此功法为"肾功"，言这些功法"能生精、固阳，除腰疼，稀小便"。

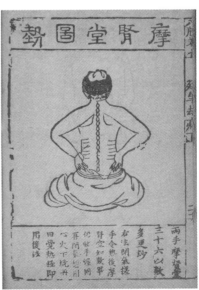

扫码看原图

图 55　明代高濂《遵生八笺》
所载"摩肾堂图势"

另外，案中所讲的"舌拄上腭"是将舌头抵住上颚以使津液溢满口腔，然后配合行气以吞咽津液，这也是重要的养生方法，向来为养生家和医家所推崇。例如，《黄帝内经》"刺法论篇"中载："肾有久病者，可以寅时面向南，净神不乱思，闭气不息七遍，以引颈咽气顺之，如咽甚硬物，如此七遍后，饵舌下津令无数。"明代医家李中梓在其《内经知要》中曾对此段表

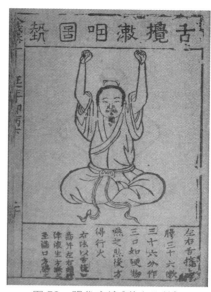

扫码看原图

图 56　明代高濂《遵生八笺》
所载"舌搅漱咽图势"

述进行了注释："肾为水脏，以肺金为母。肺金主气，咽气者，母来顾子之法也。咽津者，同类相亲之道也。人生于寅，寅为阳旺之会。阳极于午，午为向明之方。神不乱思者，心似太虚，静定凝一也。闭气不息者，止其呼吸，气极则微微吐出，不令闻声。七遍者，阳数也。引颈者，伸之使直，气易下也。如咽甚硬物者，极力咽之，汩汩有声，以意用力送至丹田气海。气为水母，气足则精自旺也。饵舌下津者，为命门在两肾之间，上通心肺，开窍于舌下，以生津。古人制活字，从水从舌者，言舌水可以活人也。舌字从千从口，言千口水成活也。津与肾水，原是一家，咽归下极，重来相会，既济之道也。"李中梓以医家之脏腑知识来阐释行

气咽津的养生机理，肾水上至于口而为津，咽津下至于丹田以滋肾水，为"同类相亲之道"。

再如，隋代巢元方《诸病源候论》很有特色，治疗疾病不像其他医书一样处以方药，而是以导引行气等养生方法进行治疗。在这本书中治疗虚劳口燥渴，所用的方法便是"东向坐，仰头不息五通，以舌撩口中漱满二七，咽。愈口干"。行气过程中含漱津液并送至丹田，有滋养肾阴之功用。清代医家吴师机《理瀹骈文》云："凡治阴虚火炎咳嗽者，二六时中，常以舌抵上腭，令华池之水充满，以意目力送至丹田，口复一口，此真水补真阴法，可代肾气丸。"

明代医家李时珍在其《本草纲目》载有"口津唾"，时珍曰："人舌下有四窍：两窍通心气，两窍通肾液。心气流入舌下为神水，肾液流入舌下为灵液。道家谓之金浆玉醴。溢为醴泉，聚为华池，散为津液，降为甘露，所以灌溉脏腑，润泽肢体。故修养家咽津纳气，谓之清水灌灵根。人能终日不唾，则精气常留，颜色不槁；若久唾，则损精气，成肺病，皮肤枯涸。故曰远唾不如近唾，近唾不如不唾。人有病，则心肾不交，肾水不上，故津液干而真气耗也。秦越人《难经》云：肾主五液。入肝为泪，入肺为涕，入脾为涎，入心为汗，自入为唾也。"

第八讲
养生的理念与方法

如前讲所述,养生与道家(教)典籍《庄子》密切相关,而非医学所专有。实际上,今天对古代养生文献的分类归属,并没有统一的认识。从古籍书目不难发现,中医学界将许多道家(教)养生类文献归于中医,而道教界亦将诸如《黄帝内经》等"中医"文献归于道教。这既从一个侧面说明了中医与道教的密切知识关联,也表明了"养生"这样关乎生命之事的普遍议题,渗透在中国传统文化的诸多领域,非一学所专有。

《黄帝内经》作为中医理论的奠基之作,养生的基本理念与方法在此已基本形成。后世将《黄帝内经》尊奉为必须师法的经典,对养生多有补充,如陶弘景《养性延命录》引张湛《养生集叙》曰:"养生大要,一曰啬神,二曰爱气,三曰养形,四曰导引,五曰言语,六曰饮食,七曰房室,八曰反俗,九曰医药,十曰禁忌。过此已往,义可略焉。"但基本上未曾越出《黄帝内经》的基本框架,故本讲以《黄帝内经》的相关论述为核心,后世医家的部分论述为辅,相关议题兼陈道家、儒家等传统文化养生思想。

一、养生的总则

《黄帝内经》明确指出养生的原则和关键是"法于阴阳,和于术数"。阴阳是中国传统文化的基本理论之一,以《管子》等典籍为代表,阴阳学说在秦汉时期与五行学说相结合,成为中国传统文化各个学科最为常用的基本理论工具。《黄帝内经》在借鉴传统文化阴阳五行学说的基础上,对其又有所发展,广泛用于指导养生,以及疾病的诊断和治疗等。所以,对于"法于阴阳"的理解,不能完全拘泥于阴阳,还要密切结合五行,方能更加全面地理解古人对天人关系的认识,对顺应自然以祈求健康养生理念的阐发。

相比于阴阳,对于术数的理解,并不太容易。好多人从字面上想当然以为是养生技术,实际上并不准确。唐代王冰注释曰:"知道,谓知修养之道也。夫阴阳者,天地之常道。术数者,保生之大伦。故修养者,必谨先之。老子曰:万物负阴而抱阳,冲气以为和。四气调神大论曰:阴阳四时者,万物之终始,死生之本,逆之则灾害生,从之则苛疾不起,是谓得道,此之谓也。"认为术数是保生之大伦,即养生的大原则,而非具体的技术。此说很中肯,但没有展开论述。术数,或数术,前文章节已有阐发,是古人对宇宙时空规律的体认和概括。数术之学所讨论的诸多天地之理中,最核心与根本的规律,是关于宇宙时间和空间的规律。这种关于宇宙时空的知识,是中国古代思想的基础和起点,在古人的思维中,只有与时空观念相合才能确定自身的合理性。中医学所要讨论的生命构造与功能,自然也要合于宇宙时空之规律。清代喻昌《尚论后篇》卷二中云:"法天地之生以养生者,为知道也。"天地生生不息,其背后的宇宙之理,是天地万物皆须遵守的法则。不但生命构造需要与天地自然相类,生命功能也必须与天地规律相谐,才能保证生命的正常运行。喻昌从法天地之生的角度论说养生,拓展了习惯思维中将养生作为一己之事的狭隘,从更广阔的视角赋予"生"更多的天人意蕴。

　　另外,附带说明的是,《黄帝内经》有浓郁的黄老学派气息,"法于阴阳,和于术数"也的确是道家养生理念的集中反映,这也是为何《黄帝内经》一直被道家(教)至今尊奉为经典的重要原因。"法于阴阳,和于术数",与《老子》所言"人法地,地法天,天法道,道法自然""万物负阴而抱阳,冲气以为和"等有异曲同工之妙,《庄子·养生主》的主旨也无非如此。今天所见《黄帝内经素问》的第一篇为"上古天真论",篇名和内容道家色彩浓郁,这与唐代具有道教背景的整理者王冰(号启玄子)密切相关。因此,对《黄帝内经》乃至整个中医学养生思想的理解,应该以道家思想文化为知识背景,会有更加全面的认知①。

---

① 　可参阅:盖建民《道教医学》(北京:宗教文化出版社,2001年)"援仙入医"部分的论述,第369-381页。

二、养生的方法

《黄帝内经素问·上古天真论》曰："上古之人，其知道者，法于阴阳，和于术数，食饮有节，起居有常，不妄作劳，故能形与神俱，而尽终其天年，度百岁乃去。"养生的方法虽远不止于食饮有节、起居有常、不妄作劳，但日常生活养生最紧要和基本的则大致如此。

（一）起居有常

如上所述，自身生命与外在时空相和谐，方能实现养生的目的。所以，因时养生和因地养生至为关键。

首先，因时养生。时有一日之时与一年之时，一日之作息要合乎一日天地阴阳之变化，一年之养生要遵循一年四时的天地变化。《灵枢·顺气一日分为四时》有云："春生、夏长、秋收、冬藏，是气之常也，人亦应之。以一日分为四时，朝则为春，日中为夏，日入为秋，夜半为冬。"《素问·四气调神大论》中讲："夫四时阴阳者，万物之根本也，所以圣人春夏养阳，秋冬养阴，以从其根，故与万物沉浮于生长之门。逆其根，则伐其本，坏其真矣。故阴阳四时者，万物之终始也，死生之本也。逆之则灾害生，从之则苛疾不起，是谓得道。"因此，《黄帝内经》不仅强调"智者之养生也，必顺四时而适寒暑""动作以避寒，阴居以避暑"，《素问·四气调神大论》还将一年四时与一日四时相结合，提出春夏秋冬四时每日的作息原则,如春三月"夜卧早起,广步于庭,被发缓形",夏三月"夜卧早起,无厌于日",秋三月"早卧早起,与鸡俱兴",冬三月"早卧晚起,必待日光"。

其次,因地养生。《黄帝内经》中讲东方生风、南方生热、中央生湿、西方生燥、北方生寒,外在的邪气呈现出一定的地域偏向,五方之人自然易于被相应的邪气所侵袭,所以需要尤其注意避忌相应的外邪。《素问·异法方宜论》中则更加详细地说明了五方地域气候特点等所决定的五方之人容易出现的病证,例如,"北方者,天地所闭藏之域也,其地高陵居,风寒冰冽,其民乐野处而乳食,脏寒生满病。……南方者,天地之所长养,阳之所盛处也,其地下,水土弱,雾露之所聚也,其民嗜酸而食胕,故其民皆致理而赤色,其病挛痹。"中国南北方地域气候差别很大,北方风寒之邪较甚,容易得脏寒腹满之病,南方阳盛有热,雾露聚而有湿,湿热很盛,容易得湿热痹症。所以无论是居住环境,还是饮食习惯,都有很大差别,为的就是避忌邪气以养生。

(二) 食饮有节

脾胃为后天之本,饮食不足则气血生化无源。历代医家对脾胃之于养生的重要性,多有阐发。明代黄承昊《折肱漫录》:"人生以胃气为本,善养生者毋轻伤胃气。"清代潘霨《内功图说》:"脾胃为养生之本,当于饮食间加慎焉。"清代周学海《读医随笔》:"故戊己二土中气,四气之枢纽,百病之权衡,生死之门户。养生之道,治病之法,俱不可不谨于此。"

明代何良俊《四友斋丛说》中云："修生之士,不可以不美其饮食。所谓美者,非水陆毕备,异品珍羞之谓也。要在于生冷勿食,坚硬勿食,勿强食,勿强饮。先饥而食,食不过饱;先渴而饮,饮不过多。"饮食过多则"饮食自倍,肠胃乃伤"。黄承昊《折肱漫录》:"失饥伤饱,脾胃乃伤。养生家有言未饥先食,稍饱即止,此是保脾胃良法。"清代尤乘《寿世正编》:"故饮食所以养生,而贪嚼无厌亦能害生,《物理论》曰:谷气胜元气,其人肥而不寿,养性之术,常令谷气少则病不生。"或饮食偏嗜,酸、苦、甘、辛、咸五味偏嗜各损其相对应之五脏,过食酸则伤肝,过食苦则伤心,过食甘则伤脾,过食辛则伤肺,过食咸则伤肾。从五行相应的视角来看,也正因饮食有上述宜忌,所以需要平衡饮食,不能偏嗜。《圣济经》中云:"盖天地之专精为阴阳,阴阳袭精为四时,四时散精为万物。惟人万物之灵,备万物之养,饮和食德,以化津液,以淫筋脉,以行荣卫,全生之术,此其要者。《内经》论食饮有节,为知道之人。凡以穷理尽性,非特从事于肥甘而已。况五方之民,嗜欲不同,味阴阳之一偏,故有一偏之病。养生者,所以欲消息应变,不欲久服。虽五谷致养,犹有过食生患。"另外,五味偏嗜过多,在损伤相对应五脏的基础上,依据五行生克关系,还可损伤其所胜之脏。

《黄帝内经》主要是依据五行学说和五脏系统的对应关系来解释饮食和药物对生命的作用。《素问·藏气法时论》中讲:"毒药攻邪,五谷为养,五果为助,五畜为益,五菜为充。"尽管有药食同源一说,但与药物相比,食物的作用比较平和,谷、果、畜、菜这些日常饮食物通过合理搭配可以起到养生的作用。清代陆以湉《冷庐杂识》卷五"常食之物"中云:"医家谓枣百益一损,梨百损一益,韭与茶亦然。余谓人所常食之物,凡和平之品,如参、苓、莲子、龙眼等,皆百益一损也;凡峻削之品,如槟榔、豆蔻仁、烟草、酒等,皆百损一益也。有益无损者惟五谷。"《黄帝内经》依据五味酸、苦、甘、辛、咸,对五谷、五果、五畜、五菜进行了分类,并依据五脏各自的功能特点而制定了五味调养的养生方法。《素问·藏气法时论》中讲:"肝色青,宜食甘,粳米、牛肉、枣、葵皆甘。心色赤,宜食酸,小豆、犬肉、李、韭皆酸。肺色白,宜食苦,麦、羊肉、杏、薤皆苦。脾色黄,宜食咸,大豆、猪肉、栗、藿皆咸。肾色黑,宜食辛,黄黍、鸡肉、桃、葱皆辛。"这个食疗方案,并不是简单的依据五味与五脏的五行对应关系而拟定,而是基于五脏易于出现的疾病倾向以及相应的五味治疗作用,即"肝苦急,急食甘以缓之"、"心苦缓,急食酸以收之"、"脾苦湿,急食苦以燥之"[①]、"肺苦气上逆,急食苦以泄之"和"肾苦燥,急食辛以润之"。

实际上,日常饮食宜忌不可能如上述《黄帝内经》依据五行的论述那般机械,而且,饮食作为日常必需之事,除了中医及养生类古籍,历代文人著述中也有许多更加贴近生活的论述。如

---

① "脾苦湿,急食苦以燥之",而又云"脾色黄,宜食咸,大豆、猪肉、栗、藿皆咸",与其余四脏的饮食所宜不同。王冰注曰:"究斯宜食,乃调利关机之义也。肾为胃关,脾与胃合,故假咸柔软以利其关,关利而胃气乃行,胃行而脾气方化,故应脾宜味与众不同也。"

《论语·乡党》"食不厌精,脍不厌细"①,强调不要饱足于过于精细的粮食和鱼肉。明清时期的文人笔记中,从饮食时间、食量、种类,到不同年龄的饮食宜忌等,更是有大量心得之言,陶御风等所编《历代笔记医事别录》(天津科学技术出版社,1988 年)有许多节录可资参阅,不再赘述。

(三) 不妄作劳

《黄帝内经》论述了各种形式的劳作,所导致的健康失常。例如,"五劳所伤:久视伤血、久卧伤气、久坐伤肉、久立伤骨、久行伤筋",这是五行学说与脏腑理论指导下的劳伤理论,五脏养生需要有所避忌。"阳气者,烦劳则张","劳则气耗","有所劳倦,形气衰少","人饮食、劳倦即伤脾",这是对过劳伤气的论述。"神劳则魂魄散,志意乱",则是对劳伤神的表述。

另外,《黄帝内经》中还有对房劳的论述。《素问·上古天真论》中云:"今时之人不然也,以酒为浆,以妄为常,醉以入房,以欲竭其精,以耗散其真,不知持满,不时御神,务快其心,逆于生乐,起居无节,故半百而衰也。"清代尤乘《寿世正编》中云:"养生之要,首先寡欲。嗟乎! 元气有限,情欲无穷。《内经》曰:以酒为浆,以妄为常,醉以入房,以竭其精。此当戒也。然人之有欲,如树之有蠹,蠹甚则木折,欲炽则身亡。"《素问·阴阳应象大论》

---

① 对于"厌"应如何释义,历代注释不尽相同,也不乏误读。可参阅:何天杰:《"食不厌精,脍不厌细"辨》,《学术研究》1982 年第 5 期,第 101 页;王功龙:《"食不厌精,脍不厌细"正诂》,《孔子研究》2000 年第 1 期,第 116 - 117 页。

中载:"能知七损八益,则二者可调,不知用此,则早衰之节也。年四十,而阴气自半也,起居衰矣。年五十,体重,耳目不聪明矣。年六十,阴痿,气大衰,九窍不利,下虚上实,涕泣俱出矣。故曰:知之则强,不知则老。""二者"指阴阳,其关键在于明晓房中之七损八益。若能够用八益而去七损,则可以养生延年,防止早衰之变。否则就会在生命的不同阶段,如文中所列年四十、五十、六十时,出现不同的精气衰竭的表现。

由以上论述还可看到,在中医学的传统思维中,房中被赋予了很多远超过今天对于性爱本身的理解,这种理解实际上在儒道佛等中国传统文化其他思想或宗教领域中皆可见到。对男女两性正常性欲的释放,中国传统文化并不是想象之中那么不近人情,而是予以了相当大程度的空间。宋代儒家的"天理"与"人欲"之辩,被演绎为后来的"礼教吃人",实即有很多理论层面的误读和近现代政治文化批判的需要①。道教作为中国的本土宗教,既有羽化成仙的浪漫主义色彩,又有现世养生修仙的现实

① 可参阅:蔡方鹿、冯欢:《"存天理,去人欲"提出的针对性、原因及其流弊再探》,《哲学研究》2019年第8期,第56-64页。乐爱国:《民国时期对朱熹"存天理、灭人欲"的不同观点——以胡适与冯友兰为中心》,《西南民族大学学报(人文社会科学版)》2014年第1期,第65-69页。蔡氏文中认为,"存天理,去人欲"是理学思想的核心价值观念,是对儒学道统论中"从道不从君",仁义之道高于君主之位思想的继承发展。它主要针对统治者违背儒家纲常伦理,失德乱政,恣情纵欲而发。这一思想要求统治者以道制欲,遏止私欲,以德治国,以维护社会的长治久安,适应社会历史发展的客观要求,而非禁止普通民众饮食男女的基本物质需求。它的产生有深刻的社会历史根源及合理性,但亦存在自身的流弊和消极影响。自近现代以来,这一思想遭到了人们的激烈批判,这虽有其道理,但亦需要我们对"存天理,去人欲"思想提出的针对性、原因等作客观的分析,以便更好地认识其实质和意义。

主义关怀，道教的许多派系并未否定现世的婚姻，甚至男女"合气"还曾是道教的重要宗教仪式①。佛教虽对欲望有苛刻的宗教戒律约束，但对于未出家之人的正常性欲亦未予否定②。诚然中国传统文化背景中，许多虚弱性疾病被归咎于性欲，与现代医学的诠释呈现出很大的差异，甚至从纯现代科学视角看起来毫无关联，但是传统中医学对纵欲危害性的强调却足可为今日之镜鉴。今日之养生，需要突破饮食养生、运动养生等既往的局限性范畴认知，诸如欲望管理也是养生不可忽略的重要方面。

---

①　葛兆光认为，房中"合气"本来只是属于方技一类，它兼有养生术与性技巧两方面意味，本来它只是个人性的行为和秘密性的知识，可是在汉魏六朝时代，它作为"过度仪"的中心环节，有了浓厚的宗教色彩，成了宗教的仪式，而且书之竹帛，成了宗教的经典，于是个人性的行为变成了宗教的一种集团性实践，秘密传授的知识通过宗教仪式成了公开传授的知识。由于仪式作为宗教的象征，象征着宗教的道德和伦理取向，在相当长的一段时期内，道教的这种知识与技术受到激烈的批评，其中特别是佛教的批评尤其严厉，终于在 7 世纪以后，这种行为和技术渐渐地悄然消失，再度转化为个人性的行为和秘密性的知识，此后，连道教内部也很少提到这类经典和这类技术，除了极少数特殊时代之外。其实，有很多道德伦理观念是后起的东西，后来的人们往往会以后世的禁忌对历史风习进行规范，把一些经过伦理熏染的后人心存畏惧的风俗习惯说成是野蛮，把一些浸淫于道德的后人已经无法理解的习惯说成是污秽。男女合气，不仅渊源来自久远，而且本来具有普遍的正当性与合理性，这种正当性与合理性拥有两方面的支持，一是这种性事仪式是仿效"天地"与"阴阳"，甚至是按照五行九宫进行的，在古代中国，有这种终极性的"道"为支持架构的，大凡都拥有"天经地义"的合理性。一是性事本身是本能追求的愉悦也是传续繁衍的需要，至少在六朝以前并不需要列入特别的禁忌。详见葛兆光《屈服史及其他——六朝隋唐道教的思想史研究》，北京：生活·读书·新知三联书店，2003 年，第 57 - 75 页。
②　可参阅：陈兵：《佛教的人生欲望观》，《兰州学刊》2007 年第 3 期，第 1 - 5、42 页。

三、养生的目标

对于养生要达到的最终目标,可以《黄帝内经》中的形与神俱、阴平阳秘来概括。

《黄帝内经》明确将在"法于阴阳,和于术数"指导下,"食饮有节,起居有常,不妄作劳"等具体养生方法所达到的理想状态,总结为"形与神俱"。生命健康的根本标志,便是形体与精神的和谐。一旦这种和谐被破坏,生命也随之走向终点,正所谓《黄帝内经》讲的,"五脏皆虚,神气皆去,形骸独居而终矣"。从这个角度而言,养生需要形神共养,《素问·上古天真论》云:"恬惔虚无,真气从之,精神内守,病安从来。"王冰注释"恬惔虚无"之意为"静也","法道清净,精气内持,故其气从,邪不能害"。这也正是《素问·痹论》所告诫的"静则神藏,躁则消亡"。宋代寇宗奭《本草衍义》"序例"中也一再强调养"神"之关键意义,其曰:"神不可大用,大用即竭;形不可大劳,大劳则毙。是知精、气、神,人之大本,不可不谨养。智者养其神,惜其气,以固其本。世有不谨卫生之经者,动皆触犯。既以犯养生之禁,须假以外术保救,不可坐以待毙。"如何养神,心为君主之官,主神明,《素问·灵兰秘典论》曰:"主明则下安,以此养生则寿,殁世不殆,以为天下则大昌。主不明则十二官危,使道闭塞而不通,形乃大伤,以此养生则殃,以为天下者其宗大危。"所以,《本草衍义》中云:"养心之道未可忽也。六欲七情千变万化,出没不定,其言至简,其义无穷,而以一心对无穷之事,不亦劳乎?心苟不明,不为物所病者,未之有也。故明达之士,遂至忘心,心既忘矣,则六欲七情无能为也。六欲七情无能为,故内事不生。内事不生,故外患不能入。外患不能入,则本草之用,实世之刍狗耳。若未能达是意而至是地,则未有不缘六欲七情而起忧患者。"

关于养神,除了上述道家色彩浓郁的清心寡欲,《论语》中还提出了"仁者寿"的命题。对于儒家的道德养生,亦需要从"形与神俱"的层面合理评价,离开了身体层面的养生,道德养生容易沦为纯道德层面的空泛。孙思邈《备急千金要方》中虽言"德行不充,纵服玉液金丹,未能延寿",但由其后的"故老子曰:善摄生者,陆行不遇虎兕,此则道德之指也"来看,实则侧重从道家角度而言,非尽为儒家"德行"之义。明代王文禄《医先》强调儒家的养德应与道家的养生并重,其云:"养德养生二,而无全学也。矧天地大德曰生,今以养德属儒曰正道,养生属仙为异端,误矣。身亡而德安在哉?故孔子慎疾曰父母惟疾之忧,教人存仁致中和。孟子曰养气、持志、集义,勿忘勿助,是故立教以医世,酌人情而制方。周末文靡则伪,故存仁;战国气暴则戾,故集义存仁完心也。志定而气从,集义顺心也,气生而志固,致中和也,勿忘勿助也,疾安由作。故曰:养德养生一也,无二术也。"明代高濂《遵生八笺》则更是认为"三教法门,总是教人修身正心、立身行己,无所欠缺,为圣为贤,成仙成佛,皆由一念做去",其云:"吾人禀二五之精,成四大之体。富贵者昧养生之理,不问卫生有方;贫穷者急养身之策,何知保身有道。六欲七情,哀乐销烁,日就形枯发槁,疾痛病苦,始索草根树皮,以活精神命脉。悲哉,愚亦甚矣! 保养之道,可以长年,载之简编,历历可指。即《易》有《颐》卦,《书》有《无逸》,黄帝有《内经》,《论语》有《乡党》,君子心悟躬行,则养德、养生兼得之矣。"

《素问·宝命全形论》曰:"人生有形,不离阴阳。"养生需要法于阴阳,所以,《素问·至真要大论》指出养生需要"谨察阴阳所在而调之,以平为期"。阴阳平和自然即是养生的目标,"阴阳匀平,以充其形,九候若一,命曰平人"(《素问·调经论》)。阴阳平和的状态,《黄帝内经》还用"阴平阳秘"来表述,"阴平阳秘,精神乃治;阴阳离决,精气乃绝"(《素问·生气通天论》)"夫阴阳之气,清净则生化治,动则苛疾起,此之谓也"(《素问·至真要大论》)。明代吴崑《黄帝内经素问吴注》:"言阴阳和则治,乖则绝。"清代章楠《医门棒喝》:"夫言平者,不使偏胜也。秘者,勿使发越也。以阳性动而发泄,发泄太过,真元伤耗,故特用一秘字。"清代薛雪《医经原旨》:"平即静也,秘即固也。人生所赖惟精与神,精以阴生,神从阳化,故阴平阳秘,则精神治矣。"从阴阳各自的特点,说明了阴阳平和的重要性。

综上所述,《黄帝内经》在阴阳五行学说等传统文化思想的指导下,将"法于阴阳、和于术数"的天人和合作为养生的总法则,把起居有常、食饮有节和不妄作劳作为养生调摄的重点,最终达到形与神俱、阴平阳秘的健康和谐状态。

本草

　　中药是中医最为重要的标签之一,中药店里浓郁的药香、装中药的一个个药匣子、称量中药配伍组方的整个过程等等,都给人很强烈的感官冲击,让人不由觉得这就是中国人一以贯之的传统和文化。说它是传统,是因为取材自然之物以入药的理念是中国人一直秉承的天人整体观;说它是文化,是因为它渗入了中国人对生命、疾病和治疗的独特文化理念。

　　中医用药以草类药居多,以草为本,因此古代中医以"本草"概称药物,药物典籍多以本草命名。近代以来,西学东渐,又常以国医国药、中药等称谓,以示与西药之区别。应用天然植物、动物、矿物等治疗疾病,不是中医的独创,不同地域、民族的医学都很常见。但应用的方式,以及解释药物与功效之间因果关系的方式,却常有很大的差别。

第九讲
本草传统的古代构建

就中医学而言,传统的本草阐释理论主要有四气(寒热温凉)、五味(酸苦甘辛咸)、归经(即药物归属于十二经脉中的某一经或几经)。另外,还有依据药物的颜色、形状、质地、生长环境等自然属性,与人体某部位结构或功能的相似性,或者是与疾病外在表现的某种关联性,解释药物功效产生的原因,今天的中医学基础理论将其概括为"取象比类",即根据事物所展现外在征象的相似性,判断事物之间的关联性。四气、五味、归经一直沿用到今天,从高等中医院校教材,到国家颁布的《中华人民共和国药典》,都是将其作为中药的基本属性,概称为"药性"。但对于取象比类,却是受近代以来中医科学化思潮的影响,将这种原始思维特色浓郁的阐释方式从本草理论中移除,尽管它曾经是古代本草典籍中极为常见的说理方式。

与取象比类所依据的药物颜色、形状、质地等自然属性相比，四气、五味、归经并不一定是一种客观自然属性的表达。四气，寒、热、温、凉，往往是以《黄帝内经》为代表的中医基本理论范式形成之后，中医学开始以阴阳来判断和界定疾病的属性，疾病的寒热属性一旦确定，那么原本治疗该疾病有效的药物，便随之可以界定寒热属性，正所谓治寒以热、治热以寒。阴阳可以再分阴阳，疾病的寒热属性也可以再分为寒与凉、热与温，中药的四气与之一一对应。五味，酸、苦、甘、辛、咸，单凭味觉是难界定某一中药的五味属性的，而且一药兼数味的现象也极其普遍，不同本草著作对同一药物五味属性的认识也常有不同。实际上，中药五味的界定，主要标准并不在亲口品尝，而是中医学依据五行学说将脏腑、五味等做了一一对应，某种疾病与某一个或几个脏腑相关，那么治疗该疾病的药物自然对应某种味或几种味。归经也是如此，无非是一种药物的作用靶点理论，它比五味更加直接，某种药物能治疗与某脏腑相关的某种疾病，那么用药后会进入对应的脏腑。正如明代贾所学《药品化义》中所言，药物的体（燥、润、轻、重、滑、腻、干）、色（青、红、黄、白、黑、紫、苍）等自然属性，"乃天地产物生成之法象"，而性（寒、热、温、凉、清、浊、平）、能（升、降、浮、沉、定、走、破）等对药物性能的描述，则需要"藉医人格物推测之义理，而后区别以印生成"，因此，"当验其体，观其色，臭其气，嚼其味，是定法也。然有不能臭其气，嚼其味者，须煎汁尝之。惟辨此四者为先，而后推其形，察其性，原其能，定其力，则凡厚薄、清浊、缓急、躁静、平和、酷锐之性，及走经主治之义,无余蕴矣",验、观、嗅、嚼、尝是实践,推、察、原、定则是推理。

因此,药性与功效相比较而言,功效是一种相对客观的陈述,应用某药的确可以缓解或治愈某种疾病,但药性则不完全是一种客观自然属性的描述,像四气、五味、归经理论,固然有客观基础,但更多的则是古人发明的用以解释药物功效产生机理的多种工具或假说。不能把四气、五味、归经,与药物的颜色、形状、质地、气味等混为一谈,而这恰恰是以往本草理论研究中经常忽视的基础性问题。很多国家基金项目试图通过实验来寻找标识中药四气、五味、归经属性的物质成分,很明显是缺乏对本草学传统理论的一些基本认识。

一、本草传统的构建:据效而用与以性释效

先民在寻找食物的过程中,偶然发现某些药物的治疗作用,如此零散经验的漫长积累,才有可能在患病时主动寻求某种药物进行治疗,"神农尝百草"便是对这个实践过程的概括。在这个过程中,药物与食物逐渐分离,且最容易被首先当作药物来使用的,应该是寻求食物过程中所遭遇的给身体带来剧烈反应的一些药物,如《淮南子・主术训》所云:"天下之物,莫凶于鸡毒(即附子之毒),然而良医汇而藏之,有所用也。"而且,大汗、呕吐、泻下等剧烈反应,也极有可能促进了后来中医学汗、吐、下等基本治法的形成。此时期,药物的使

用规则直接从生活实践中来,是典型的据效而用。时至今日,这种口耳相传的药物使用经验,依然很普遍地见于乡村生活中。没有医学理论的指导,更没有药物的药性分析,而仅仅是某病便可去采某药的对应模式。

医疗实践经验的积累,尚需要梳理、概括和升华,才能形成理论。中医学所依据的便是流行于两汉时期的阴阳五行学说、精气学说等,来完成这种构建,形成了以《黄帝内经》为代表的基本理论范式。可以说,汉代是中医学的经典时代。成书于东汉时期的《神农本草经》,被后世医家奉为本草经典。"神农"二字,不仅是托古,还极有可能是代表了当时本草理论的某一个学派,廖育群曾将《神农本草经》与魏晋时期《吴普本草》所引八家本草之说进行了比较,也证实了这种推断(廖育群:《重构秦汉医学图像》,上海交通大学出版社,2012 年,第 202 - 210 页)。《神农本草经》被奉为本草经典,或许与其他学派本草著作的散佚有一定关系。就今天能见到的文献而言,我们可以说,最晚到汉代,伴随着中医学理论体系的初步构建,中医学开始尝试分析药物功效产生的原因,试图以药性解释功效,并逐渐打破某病寻某药的单一模式,探索药物与药物组方搭配治病的方式。

《神农本草经》的"序录"中虽已明确提出"药有酸咸甘苦辛五味,又有寒热温凉四气,及有毒无毒",但未将其称为"药性"。而是在药物的剂型加工选择时,指出"药性有宜丸者,宜散者,宜水煮者,宜酒渍者,宜膏煎者,亦有一物兼宜者,亦有不可入汤酒者,并随药性,不得违越",从中药加工炮制理论来看,性味、毒性、质地等都是剂型的重要影响因素，所以，《神农本草经》中的"药性"所指，除了四气、五味、毒性等，应当还包括其自然属性。《神农本草经》记载药物的基本格式，先说明五味、四气，后列主治病症，最后列异名及生长环境。以罗列药效为主，药性描述很简单。而且，"序录"中还讲："疗寒以热药，疗热以寒药，饮食不消以吐下药，鬼疰蛊毒以毒药，痈肿疮瘤以疮药，风湿以风湿药，各随其所宜。"也是以药效作为选择药物的直接标准，而不是将药性作为主要标准。《序录》的最后，则直接罗列了《神农本草经》药物所治疗的主要病症，"大病之主，有中风伤寒，寒热温疟，中恶霍乱，大腹水肿，肠澼下痢，大小便不通，奔豚上气，咳逆呕吐，黄疸消渴，留饮癖食，坚积癥瘕，惊邪，癫痫，鬼疰，喉痹齿痛，耳聋目盲，金创踒折，痈肿恶疮，痔瘘瘿瘤，男子五劳七伤，虚乏羸瘦，女子带下崩中，血闭阴蚀，虫蛇蛊毒所伤，此大略宗兆"。

　　尽管《黄帝内经》中已经确立了以药性作为治病选药标准的原则，如"肝苦急，急食甘以缓之"、"心苦缓，急食酸以收之"、"脾苦湿，急食苦以燥之"、"肺苦气上逆，急食苦以泄之"、"肾苦燥，急食辛以润之"，但《神农本草经》并未采用。不独如此，载录《黄帝内经》的《汉书·艺文志》，将方技之学分为医经、经方、房中和神仙，其中"经方者，本草石之寒温，量疾病之浅深，假药味之滋，因气感之宜，辨五苦六辛，致水火之齐，以通闭结，反之于平"，也是以药性为组方治病的主要原则。《黄帝内经》中药物之间的搭配原则，也以药性的配伍为主，如治疗肝病的组方原则是"肝欲散，急食辛以散之，用辛补之，酸泻之"，但《神农本草经》"序录"

中提出的却是七情和合(单行、相须、相使、相畏、相恶、相反、相杀)的原则,与《黄帝内经》也不同。

另外,与后世本草著作相比,《神农本草经》对具体药物五味的记载也很简单,绝大多数仅标酸、苦、甘、辛、咸其中之一。重要的是,若单纯依据所标之味,并不能很好地解释味与效之间的因果关系。所以,后世医家在注释《神农本草经》时经常会增加五味属性,甚至是改易原书对五味的记载,以方便解释药性与功效之间的对应关系。例如,《神农本草经》载术(未分苍术、白术)"味苦温,主风寒湿痹",清代医家徐大椿注释时便补充其"兼辛散,故能除邪",因为五味中辛能发散,如此便能解释它的功效了。这就表明《神农本草经》记载药物的主体内容是功效,并未试图在药性与功效之间确立某种因果关系,也未曾为了解释药物的功效而对其五味、四气属性进行修饰,以实现理论之间的自洽。

我们还可以《神农本草经》的药物分类方法为例进行说明。《神农本草经》采用的是上、中、下三品分类法,与后世本草著作依据药物自然属性而厘分为草部、木部、兽部等明显不同。上品药能养命、轻身益气、不老延年,中品药能养性、遏病、补虚羸,下品药能治病、除寒热邪气、破积聚、愈疾,这很明显是按照功效进行分类。而且,受当时道教方术思想影响,上品药中的许多矿物药被界定为无毒能养生的药,当功效成为主要诉求时,有毒、无毒的药性便因之而灵活界定。

综上所论,两汉之时,依据阴阳五行学说建构起来的四气、五味等理论虽早已成为《黄帝内经》中医基本理论范式的组成部分，在《神农本草经》的"序录"中也被作为本草学的基本理论，并将其用以标示具体的药物，但却未被作为应用药物时的主要依据，据效而用依然是最主要的标准。但是，尽管《神农本草经》依然有浓郁的早期医学应用药物的特色，即据效而用，但以性释效却会不可避免地成为本草学日后发展的基本趋势。因为，理、法、方、药是一个完整的体系，本草的使用必然依赖中医理论的指导，既然阴阳、四气、五味等已经成为《黄帝内经》的基本理论，那么必然会渗透到本草学中，成为应用本草的指导。

《神农本草经》之后，本草著作的发展，从形式上来看，层层叠加，如卷心菜一般，居于最内核的是《神农本草经》，从内向外，是历代的官修或私撰的本草和方书。以宋代的《重修政和经史证类备急本草》为例，每味药物先列《神农本草经》原文，为阴刻白字，其后列《本草经集注》《药性论》《日华子本草》《图经本草》《唐本草》《本草衍义》等历代本草对该药药性、产地、功效、采集、炮制等内容的记载，以及《外台秘要》《千金方》《肘后方》等隋唐方书中对该药的应用。而且，《神农本草经》之后的历代本草对药性或有补充，或有更改，对功效则通常只是补充，这就说明随着对药物功效认识的扩大，药性也需要随之增加，如此方能更好地解释和对应功效。简言之，正是为了以性释效，所以药性才会随着功效的增益而改变。

与四气、五味等药性理论相比，归经理论的形成较晚，来自金代医家张元素《洁古珍珠囊》中的引经报使理论，李时珍《本草纲目》中对其有引载。张元素仅是在十二经之下分别列有一种或几种药物归于该经,后世医家又不断补充和发挥,渐渐演变为每一种药物都入归一经或几经。归经理论的形成,并不是依据以身试药,而是为了更好地解释药物与功效之间的对应关系,而发明的一种假说。中医学发展至宋金元时,早已构建起其非常自洽的理、法、方、药系统。某种药物能够治疗某种病症,那么自然会与解释这种病症得以产生的阴阳、五行、脏腑、经络等理论相对应。所以,我们可以发现,《本草纲目》张元素"五脏五味补泻"在引用《黄帝内经》对脏腑病变宜用何味补泻的论述外,又附上了相应的药物作为举例说明。例如,在《黄帝内经》"肝苦急,急食甘以缓之"后加小字注文"甘草"。这说明,《神农本草经》之后,本草学发展的一个重要特征,便是药性与功效的结合度越来越高,且以性释效更加广泛。

即使是面对新的外来药物,只要它的疗效一经确认,那么便会用对应的四气、五味、归经等药性理论来标识它。历史上这样的外来药物很多,尤其是香药,经常很快便被纳入中医体系,性味、归经、主治一如本土药物。五代时李珣撰有《海药本草》,记载了大量外来药物,从中可得一窥。直至近代,这种思维方式依然延续,近代医家张锡纯便在其《医学衷中参西录》中对当时传入中国的阿司匹林等40余种西药,进行了分析,大多都会使用中医的术语来表述西药的作用机理。例如,他认为阿司匹林"味酸性凉,最善达表",而中药石膏"清热之力虽大,而发表之力稍轻",所以临证时喜欢将石膏与西药阿司匹林并用,"使内郁之热由表解散"。

中国古代的本草学著作,实际上是在博物学①传统指导下撰写而成的,在《证类本草》《本草纲目》这些大型综合性本草著作中有集中体现。除此之外,本草学发展至明清时期,还出现了另外一种现象,就是大量本草注释著作的出现,如《神农本草经疏》《本草汇言》《药品化义》《本经疏证》《本草备要》《本草从新》《本经逢原》《本草求真》《神农本草经百种录》等。与综合性本草著作相比,这类本草著作的重点不是博物学传统的记述,而是为了诠释经典,即以药性理论为基础,结合《黄帝内经》《伤寒论》《金匮要略》等中医经典,来解读《神农本草经》等对药物功效的记载。如缪希雍《神农本草经疏》"自序"中所讲,《神农本草经》"言其然而不言其所以然",因此需要"据经以疏义,缘义以致用"。可以说,正是因为这些注释性本草著作的出现,才更加直白地凸显了以性释效在中国古代本草诠释系统中的核心地位。

二、本草传统的补充与反思:以性类效与性难释效

上文已述,先民对药物功效的认识,来源于日积月累的亲身实践。药物的早期使用历史,是典型的据效而用。而后才逐渐开始使用四气、五味、归经以及取象比类等博物学传统,来阐释药物功效得以产生的机理,即以性释效。更为重要的是,当以性

---

① 吴国盛建议用"自然志"的称谓,更能凸显中国传统。可参阅:吴国盛:《什么是科学》,广州:广东人民出版社,2016年,第216—225页。

释效成为中国古代本草诠释系统的核心时,古代医家对药物功效的判断就不再像先民那样单纯依靠"尝百草"而来。具有类似药性的药物,如气味、颜色、质地、形状、生长环境等,它们的功效是否相类似呢? 这是一种并不复杂的推理。而且,这种取类比象的思维方式,在中医学中的应用也极其普遍。当这种推理一旦发生,便会对未知药物的功效有一个大致预判。若预判与实际应用时又能相符,那么便会临证使用。若不相符,要么被直接抛弃,要么仅仅成为综合性本草著作的一段文字记载而已,并没有多大的实用价值。明白了这个道理,当看到《本草纲目》所收药物范围几乎无所不包时,便不会抓住这一点不放,片面地以为古人什么都吃,而妄加批判。

元代医家王履便在其《医经溯洄集》中专列"神农尝百草论",对此问题进行了反思:

> 夫神农立极之大圣也,闵生民之不能以无疾,故察夫物性之可以愈疾者,以贻后人,固不待乎物物必尝而始知也。苟待乎物物必尝而始知,则不足谓之生知之圣也;以生知之圣言之,则虽不尝亦可知也。设使其所知,果有待乎必尝,则愈疾之功,非疾不能以知之,其神农众疾俱备,而历试之乎? 况污秽之药不可尝者,其亦尝乎? 且味固可以尝而知,其气、其性、其行经主治及畏恶反忌之类,亦可以尝而知乎? 苟尝其所可尝,而不尝其所不可尝,不可尝者既可知,而可尝者,亦不必待乎尝之而后知矣。谓其不尝不可也,谓其悉尝亦不可也。

　　王氏的诸多质问,都指向一个核心问题,单纯靠尝是不足以认知中药的。他以污秽之药作了一个极端的举例说明。从常理而论,人们即使再漫无目的地大范围寻找治病之药,也不会去品尝大小便。明清医家治疗温病常用的金汁,虽是由大便加工而成,但需要入瓷器内埋土中,待一年有余,清若泉水、全无秽气时取出使用。这说明,人的本能是排斥粪便的污秽之性的。将其作为药物使用,不是漫无边际寻找的结果,而是先基于大小便与热病之间的关联,即大小便从二阴而出,其性属阴寒,热病需要"热者寒之",从而预判二便具有清热之功效,实践验证时又恰与预判相符,便当做药物使用,但需要炮制加工去其污秽。其他如五灵脂(复齿鼯鼠的干燥粪便)、望月砂(野兔的干燥粪便)等入药,也是类似的思维方式,基于动物生活习性与疾病之间的某种类比,形成预判,进而验证。因此,实践并不是古人认识药效的唯一方式,推理也非常关键。

　　另以医案为例说明,近代医家范文甫治黄振声失眠案:

　　　　苦不寐,百药不能治,召余处方。以川百合3克,紫苏9克,二味煎服,三帖而安。问曰:此不治不寐而见效,出于何本? 余曰:我常种百合花,见其朝开暮合。又种紫苏,见其叶朝仰而暮垂。取其意而用之,不意其得效之速也。
　　　　(浙江省中医药研究所,浙江省宁波市中医学会:《范文甫专辑》,北京:人民卫生出版社,1986年,第130页)

"不意其得效之速",说明医生起初并不知百合、紫苏有治失眠之功效。但因患者曾遍求诸医,"百药不能治",无奈中只能另辟蹊径,尝试他法。"取其意而用之",便是依据药物自然属性推测其功效,没想到预判与实践相符。这种性与效之间的类比,不具有普适性,朝开暮合、朝仰暮垂的东西很多,但不一定都具有治疗失眠的功效。从本案范氏之言来看,他以为应用此两药治失眠是他的发明。其实,清代医家张志聪《侣山堂类辩》中便已论此二药之性效,其云:"庭前植百合、紫苏各数茎,见百合花昼开夜合,紫苏叶朝挺暮垂,因悟草木之性,感天地阴阳之气而为开阖也。"但未论二药治失眠。其后清代医家陈修园《医学实在易》"不寐证"中引张志聪之论,并将百合、紫苏治疗失眠。上世纪八十年代,浙江省中医药研究所、浙江省宁波市中医学会整理范文甫医案时,在该案按语中简单评论其"恐无科学根据",很明显是没有把握古人认识中药性效的方式。

中医学依据药性并不足以完全解释中药功效产生的机理,或者说,药性理论依然停留在"假说"的阶段,仅仅可以解释药效形成的部分机理。无论是四气、五味、归经,还是色、质、形等自然属性,都仅能解释一部分因果关系。而且,这些药性理论,他们各自的适用范围是什么,哪种条件该选用哪种药性理论来解释功效,古人也没有清楚的表述和界定。清代医家徐大椿《神农本草经百种录》中云:"药之用,或取其气,或取其味,或取其色,或取其形,或取其质,或取其性情,或取其所生之时,或取其所成之地,各以其所偏胜而即资之疗疾,故能补偏救弊,调和脏腑。

深求其理，可自得之。"这八个"或"字，正表明了阐释药物功用的药性理论有多种，且应用何种理论解释何种问题，也没有定论。所以，我们可以看到明清本草注释著作在阐释某一药物的多种功效时，几乎是各种药性理论一起使用。而且，不同医家也许会采用不同的药性理论，来解释药物的同一功效。换言之，性与效之间没有固定的对应关系，随意性很大。例如，同样生长在寒冷环境的药物，古人既可以说该药禀阴寒之气，其性寒凉，可以清热。又会说另一药在阴寒环境下都能生长，其性必热，故可以散寒。也就是说，性与效的关联偏于表象关系，很难总结出普遍规律，只能是具体药物具体分析。不仅是本草，中医理论整体上也呈现出这种特点。依据某一理论确立的治疗方案，也许根本无法重复。

不仅是很难确定性与效之间的对应阐释模式，现有的药性理论还经常无法解释药物的全部功效。清代徐大椿《医学源流论》中云："药之治病，有可解者，有不可解者。"的确一语中的，直指问题的关键。他举例说："如性热能治寒，性燥能治湿，芳香则通气，滋润则生津，此可解者也。如同一发散也，而桂枝则散太阳之邪，柴胡则散少阳之邪；同一滋阴也，而麦冬则滋肺之阴，生地则滋肾之阴；同一解毒也，而雄黄则解蛇虫之毒，甘草则解饮食之毒，已有不可尽解者。"其《神农本草经百种录》中亦以菟丝子为例进行了说明，《神农本草经》载该药有"汁去面䵟"之功效，徐大椿注释曰："凡药性有专长，此在可解不可解之间，虽圣人亦必试验而后知之。如菟丝之去面䵟，亦其一端也。以其辛散耶，则辛散之药甚多；以其滑泽耶，则滑泽之物亦甚多，何以他药皆不能去而独菟丝能之？"徐大椿的疑问，正说明了性难释效，现有的药性理论还无法解释中药的全部功效。他进而解释道："盖物之生，各得天地一偏之气，故其性自有相制之理。但显于形质气味者，可以推测而知，其深藏于性中者，不可以常理求也。"言外之意，若想进一步阐释这些不好理解的功效，还有待于新的药性理论来完成。

另外，民间的许多单验方，基本上来自世代的口耳相传，老百姓只知其用，某病寻求某物即可，不会去深究药性。而且，这些用药经验，许多并不载见于历代本草，也不好用现行的药性理论解释。徐大椿举例曰："至如鳖甲之消痞块，使君子之杀蛔虫，赤小豆之消肤肿，蕤仁生服不眠，熟服多眠，白鹤花之不腐肉而腐骨，则尤不可解者。此乃药性之专长，即所谓单方秘方也。"解释云："古人有单方及秘方，往往以一二种药治一病而得奇中。及视其方，皆不若经方之必有经络奇偶配合之道，而效反神速者，皆得其药之专能也。药中如此者极多，可以类推。"由徐氏所论加以引申，还值得反思的另外一个问题是，在将方剂（不同中药组方）作为中医治疗主要手段的大背景中，重组方而轻单味药的惯性评判倾向，是否真的合理。《旧唐书》载许胤宗所言，"夫病之于药，有正相当者，唯须单用一味，直攻彼病，药力既纯，病即立愈。今人不能别脉，莫识病源，以情臆度，多安药味，譬之于猎，未知兔所，多发人马，空地遮围，或冀一人偶然逢也。如此疗疾，不亦疏乎！假令一药偶然当病，复共他味相和，君臣相制，气势不行,所以难差,谅由于此"。其中意涵,颇耐寻味。

　　无论是从古代本草的注释文本,还是从整个古代中医理论诠释传统来看,徐大椿的反思与论述都极为可贵,正是因为他认识到了中医理论在解释医疗实践经验时的不足,才没有生硬地以性释效,尽管单纯从文字层面在性与效之间建立起某种联系并不是难事。《四库全书总目提要》因之评价道:"大椿所作《药性专长论》曰:'药之治病有可解者,有不可解者',其说最为圆通。"明清时期的本草注释著作很多,但流于文字游戏的很多。也正因如此,表面上的自洽往往阻碍了反思与创新的可能。影响古代本草理论嬗变的主要力量,并非来自中医理论自身,而是近代以来西医学的冲击。

第十讲
本草传统的近现代嬗变

近代以来，西方科学几乎冲击到了传统中国的各个层面。就中医学而言，最明显的便是在科学化思潮下，中西医学汇通，对传统中医进行了科学化改造，并逐渐成为中医药从业群体共同遵循的原则和方法，影响至今。

1923 年 12 月，胡适在《科学与人生观》序文中讲："这三十年来，有一个名词在国内几乎做到了无上尊严的地位。无论懂与不懂的人，无论守旧和维新的人，都不敢公然对他表示轻视或戏侮的态度。那个名词就是'科学'。这样几乎全国一致的崇信，究竟有无价值，那是另一问题。我们至少可以说，自从中国讲变法维新以来，没有一个自命为新人物的人敢公然毁谤'科学'的。"（胡适著，朱文华编选：《反省与尝试——胡适集》，上海文艺出版社，1998 年，第 41 页）1932 年，中国科学化运动协会正式成立,随后在京、宁、沪、汉、津等地成立了一批分会,并创办《科学的中国》作为会刊,积极倡导和组织中国科学化运动,提出了"科学社会化,社会科学化"的目标,宗旨是:"研究及介绍世界科学之应用,并根据科学原理,阐扬中国固有文化,以致力于中国社会之科学化。"科学化运动所遵循的三大原则,其中一条便是"对于过去之知识及资料,用分类、归纳、注释、阐明、发挥种种方法,加以整理,使之合乎现代之用"(彭光华:《中国科学化运动协会的创建、活动及其历史地位》,《中国科技史料》1992 年第 13 卷第 1 期,第 60-69 页)。

中医科学化是中医界对科学化思潮的借鉴,是中国科学化思潮在中医药学领域中的渗透和体现。国内医学界最迟到 1928 年已明确提出"医学科学化"的口号(邓铁涛:《中医近代史》,广州:广东高等教育出版社,1999 年,第 76 页)。例如,1928 年陆渊雷便曾在《中国医学月刊》撰文《改造中医之商榷》论述其中医科学化思想,认为"中医不欲自存则已,苟欲自存,舍取用科学,别无途径"(陆渊雷:《陆渊雷医书二种》,福州:福建科学技术出版社,2008 年,第 226 页)。中医科学化思潮对近代中医药学的发展影响很大,曾一度作为改造传统中医药学知识体系的重要方法,而得到广泛认可。例如,1931 年 8 月 31 日国民政府核准备案的《中央国医馆组织章程》的第一条便是:"本馆以采用科学方式整理中国医药,改善疗病及制药方法为宗旨。"(《中央国医馆组织章程》,《杏林医学月报》1931 年第 33 期,第 34 页。)

中医科学化的核心思想是,中医的疗效是确定的,但是理论不完善甚至是错误的，因此，有待于用科学的方法进行梳理和解释。陆渊雷在其《生理补正》绪言中讲："国医所以欲科学化，并非逐潮流、趋时髦也。国医有实效，而科学是实理。天下无不合实理之实效，而国医之理论乃不合实理。"所以，他认为在学习中医古代典籍时要以方药之书为要，而不可执泥于中医理论之书，其《整理中医学说刍议》文中讲："当以《伤寒论》《金匮要略》《肘后方》《千金方》《外台秘要》《本草经》《名医别录》等方书、药书为主要科目，不当以《素问》《灵枢》《八十一难》等议论之书为主要科目。当根据科学，以解释医理、药理。国医之胜于西医者，在治疗，不在理论。《素》《灵》《八十一难》等理论之书，多出于古人之悬揣，不合生理、解剖、病理。时医不察，尊奉之，以为医学之根柢，自招物议，引起废止中医之危机，此大不智也。"（陆渊雷：《陆渊雷医书二种》，福州：福建科学技术出版社，2008 年，第 99-100 页）

1933 年 4 月，中央国医馆公布《中央国医馆整理国医药学术标准大纲》，整理标准有五条，"甲、以我国固有之医药学说，择其确有精义者，用科学方式解释之；乙、其方术确有实效而理论欠明者，则采用近世学理以证明之；丙、凡属确有实效之方术，为我国成法所固有，而为近世学理所无者，则特加保存而发挥之；丁、其方术无实效，而其理论又不合科学方式者，则删弃之；戊、凡近世确有实效之方术，为我国固有成法所无者，则采用补充之。"该大纲首次采用近代自然科学学科分类方式，把中医药学科分为基础学科与应用学科两大类，初步确立了这两大学科下属各门科目的内涵与外延。药物学（即本草学），属于基础学科

之一,大纲中规定如下:

药物学　药物一科,即古之本草,其内容宜参照近世药物学通例,分总论、各论两篇。总论,如讨论药物之一般通则或禁忌配合等。其各论中宜仿药质分类法,每述一种药,须别列子目,如异名、产地、形态、性质、功效、成分、用量、禁忌、附录等,以清眉目。[说明]:考近世药物分类有脏器分类法、药质分类法等,我国本草亦不外是,如分经用药法、药剂分类法等是(中央国医馆秘书处:《中央国医馆整理国医药学术标准大纲》,《国医公报》1933年第1卷第6期,第1-3页)。

大纲中明确提出要按照西医药物学的框架来重新筛选、架构中医学的本草学,"仿药质分类法"即按照药理学的思路分类药物,但若完全按照药物的化学成分来分类本草,不仅短时间内难以实现,而且也很难容纳传统本草典籍对药物性效的记载。所以,近代中医的仿药质分类法,更多的是一种表面形式的借鉴,即西医药物学的架构模式,实际上要突出是以功效来分类药物,而不是完全药理学的研究路数。例如,郭受天为南京国医传习所编写的中医讲义《病理学正科讲义》,其中讲:"考近世西医,药质分类法,亦分药物为解热剂、变质剂、杀菌剂、驱虫剂、发汗剂、祛痰剂、利尿剂、催吐剂、通下剂、麻醉剂、兴奋剂、强壮剂、清凉剂、刺戟剂、收敛剂、缓和剂等十六类,故颇与十剂之法相仿。"(郭受天:《病理学正科讲义》,北京:学苑出版社,2014年,第22页)认为西医的分类法与中医传统的补、重、轻、宣、通、泄、滑、涩、湿、燥等十剂分类法相似。尽管郭氏未曾注意的是,中医的十剂分类是针对方剂功效而言,而非某一中药的功效。但凸显功效在本草体系中的核心位置,借以实现传统本草的科学化,即使仅是形式上的科学化,却已成为近代中医努力的方向。即使如近代名医秦伯未所编《药物学讲义》,每味药物仅列气味、归经、主治、用量等几项,理论层面几乎未参考西医,但依然按照西医药物学的分类理念,凸显功效,将中药分为发散药、利尿药、泻下药、涌吐药、补益药、收敛药、化痰药、驱虫药、理气药、理血药、温热药、寒凉药共十二类。

近代医家以功效分类本草的思路,深刻影响了现行中药学体系的构建。1956 年底,卫生部委托南京中医学院在编写中医进修和西学中的教学讲义的基础上,试编《中医学概论》,"把祖国医学遗产作比较全面的概括的介绍,以供西医学院校作为中医课程的参考教材之用"(南京中医学院:《中医学概论·序》,北京:人民卫生出版社,1958 年,第 1 页),为了西医学习中医的需要,自然会沿用近代医家便已开始的西医药物学分类方式。该教材的第十一章"药物"部分,将药物分为解表药、涌吐药、止吐药、泻下药、利尿逐水药、祛风湿药、祛寒药、清热药、治咳化痰药、调气药、理血药、补养药、芳香开窍药、安神镇惊药、固涩药、消化药、驱虫药、外用药共十八类①。同时期各中医院校编写的

① 2016 年出版的全国中医药行业高等教育"十三五"规划教材《中药学》将中药分为解表药、清热药、泻下药、祛风湿药、化湿药、利水渗湿药、温里药、行气药、消食药、驱虫药、止血药、活血化瘀药、化痰药、止咳平喘药、安神药、平抑肝阳药、息风止痉药、开窍药、补虚药、收涩药、涌吐药、攻毒杀虫止痒药、拔都化腐生肌药共二十三类。

《中药学》讲义,皆是类似分类思路。因为具体分类时"凡一药有数种功用者,则归类以主要功用为根据"(南京中医学院,江苏省中医研究所:《中药学·凡例》,北京:人民卫生出版社,1959年),但因对部分中药哪种功效应当作为主要功用的认识不同,所以会对门类有所调整和增删。因此,同一药物在不同的教材讲义中有可能归属于不同的门类。1960至1970年代后,高等中医院校《中药学》教材,又陆续以原植物(或动物、矿物)的中文名、拉丁学名和药用部分说明药物来源,在选摘历代本草文献记载之外,附上药理研究等现代研究成果,这种体例沿用至今。

如果说近代医家以功效分类本草,是为了实现传统本草学形式上的科学化,那么1950年代后以《中药学》教材为标志的新的中药学范式,则有从内容上将功效作为中药学主体的趋势。例如,1978年成都中医学院等编写的全国高等医药院校试用教材《中药学》,编写说明中明确指出"功效和应用是本书介绍的重点"(成都中医学院等:《中药学·编写说明》,上海科学技术出版社,1978年)。也许是这种表述淡化了药性是传统本草理论特色的缘故,1984年成都中医学院凌一揆等编写高等医药院校教材《中药学》(中医界俗称"第三版"教材)时,编写说明改为"药物的性能、功效和应用,是各论的重点内容"(凌一揆:《中药学》,上海科学技术出版社,1984年)。尽管表述有所调整,但教材的实质内容,尤其是具体药物的内容,并无实质性变化。

很显然,古代本草以药物自然属性为主的分类方式,近代以后被逐渐抛弃。因为要突出功效,"一种药物,因入药部分不同而功用相异者,则亦按其功用,分别归类"(南京中医学院,江苏省中医研究所:《中药学·凡例》),古代本草中渗透的博物学传统,也因之一并消失。在这个重新建构起来的中药学体系中,药效的凸显使药性流于一种形式上的附庸和点缀,高等中医院校《中药学》教学、学习、考核各个环节的重点,变成了对功效的讲解和记忆。

综上所论,诚然药效凸显与药性淡化,是本草传统近现代嬗变的一个趋势,但中医学使用本草的原则,并不存在历史分期明确、泾渭分明的据效而用和据性而用,也不能简单地说古代本草学是据性而用,而近代以来则是据效而用。依据药物自然属性,在博物学传统思维方式的指导下,无论是以药性来阐释功效,还是以药性来预判新药的功效,这的确都是古代中医本草学的特色。但是,功效是药物得以称为药物的根本,药性理论也仅是阐释功效产生机理的一种假说,存在许多局限,也是不争的事实。

近代以来,西医学在中国获得日趋广泛而深入的影响,传统中医也因之获得了反思自我的机遇。近代医家所进行的中西医汇通、中医科学化等努力,不仅使中医面对"废止中医"思潮时能够获得跻身当时卫生系统的可能,也孕育了传统中医理论发展与创新的可能。中西医学毕竟属于不同的医学体系,它们之间的汇通与结合并非易事,某些汇通可能还会与中医传统有较大差别。但我们不能因为中医古代传统的改变,而片面认为中西医汇通与中医科学化阻碍了中医的传承和发展。

就本草理论而言,不能简单地因为近代医家以西医药物学为形式参考,突出了药效分类,就认为近代中医范式是失败的。《神农本草经》的三品分类法,同样是据效而分,为何还被奉为经典? 所以,问题的关键,不是外在形式的分类,而是就具体药物而言,我们如何能够用中医的思维来分析问题,这才是保持中医特色至为重要的。中医的发展离不开具体的社会环境,站在今天来反思本草理论的构建与嬗变,绝不是要复古,而是通过学术史的梳理,明晰了历史,才可以在将来借助多学科研究的视野审视传统,阐明药性理论的具体内涵与适用范围,更加客观地评价药性理论的优劣,并进一步思考如何弥补传统药性理论的短板,如何使今天的中医现代化研究更加合乎中医自身的规律,而不是成为一种附庸。

后　记

2019 年 6 月，我由学习、工作了 19 年的母校山东中医药大学，来到广州中医药大学基础医学院工作，来校后先后开设了研究生专业课程《中医学术研究规范与训练》和本科生公选课《中医典籍与文化十讲》。非常感谢基础医学院领导、中医医史文献学系诸位老师和学校教务处等相关职能部门的支持，让我多年的筹划，得以实现。

2013 年，我的第一部专著《中医学身体观解读》便是由东南大学出版社出版，责编同样是褚蔚老师，要特别感谢她为出版我的著作所付出的努力和辛苦，包括这一本小书。

承蒙成都中医药大学教授王家葵老师的厚爱和支持，为拙著赐题书名，他的学问与书法，都是我向往的水准。在此再致感谢。

2019 年于我个人而言，是值得铭记的一年，女儿沐慈的出生，既让我体会了初为人父的欣喜，也让我更加理解自己的父母。沐慈籍贯山东临朐，出生在高铁途经的河南许昌，落户在广州，虽一路艰辛，但我们遇到了太多值得感恩的好人。平凡的人，可以有不平凡的灵魂和举动,人活着总是需要有点精神的。所以,作为一名高校教师,我天资不高,学识有限,但不妨碍做到自己能达到的最好,好好教书,不误人子弟,希望《中医典籍与文化十讲》这门课也能如此。

最后,谢谢我的爱人、父母和岳父母,我的学术离不开您们的宽容、理解和支持。

刘　鹏

2020 年 10 月 12 日于广州墨香南园